健康长寿200问

主　编

曾尔亢　周作新

副主编

金慰鄂　何昌浩　段　凌

编著者

全毅红　马如彪　张振建　许　萍

孙煜昊　柳长征　何少津　侯　斌

金盾出版社

内 容 提 要

本书分九个部分介绍了健康长寿的观念和研究成果，以及实现健康长寿的方式方法，包括基础知识、合理膳食、适量运动、戒烟限酒、心理平衡、健康生活、中医养生、疾病防治、长寿经验。其内容深入浅出、贴近生活，具有鲜明的时代性、可读性、科学性和实用性，可供不同年龄段读者参考应用。

图书在版编目(CIP)数据

健康长寿200问/曾尔亢，周作新主编．—北京：金盾出版社，2015.5

ISBN 978-7-5082-9707-1

Ⅰ.①健… Ⅱ.①曾…②周… Ⅲ.①长寿—保健—问题解答 Ⅳ.①R161.7-44

中国版本图书馆CIP数据核字(2014)第225113号

金盾出版社出版、总发行

北京太平路5号(地铁万寿路站往南)

邮政编码:100036 电话:68214039 83219215

传真:68276683 网址:www.jdcbs.cn

北京军迪印刷有限责任公司印刷、装订

各地新华书店经销

开本:850×1168 1/32 印张:8.75 字数:196千字

2015年5月第1版第1次印刷

印数:1～4 000册 定价:27.00元

前言

健康长寿自古以来就是人们美好的愿望，也是生命科学研究和社会发展的永恒主题。千百年来，人类为了探索健康长寿之道，进行了长期的、艰苦的努力。随着社会的发展和科学技术的进步，迄今为止，相关的研究已经取得了累累硕果，健康长寿的美好梦想正在逐步成为现实。新中国成立初期，我国人口的平均寿命仅为30多岁，现在已达70多岁，翻了一番。目前，世界各国的人口平均寿命都有不同程度的延长，不断迈向人类的最高寿命——120岁。至于人们的健康状态，更是随着人们健康意识的提高、科学和社会的飞速发展与进步，实现了与时俱进，人们逐渐认识到健康是生理-心理-社会-环境四者的和谐统一。健康虽然不是一切，但失去健康就会失去一切。关于如何实现健康长寿的讨论，已经成为当今人类社会的时尚话题。

本书从九个方面来讨论和介绍健康长寿的观念和研究成果，以及实现健康长寿的方式方法，包括基础知识、合理膳食、适量运动、戒烟限酒、心理平衡、健康生活、中医养生、疾病防治、长寿经验。其内容深入浅出、贴近生活，具有鲜明的时代性、可读性、科学性和实用性，可供各年龄段读者参考应用。我们希望通过本书能使读者对健康长寿知识有较为全面的了解并从中受益，祝愿各位读者都能实现健康长寿。

作　者

目　录

一、基础知识

二、合理膳食

四、戒烟限酒

五、心理平衡

六、健康生活

七、中医养生

八、疾病防治

九、长寿经验

一、基础知识

（一）关于健康

1. 健康的含义是什么

荷兰学者斯宾诺曾提出："保持健康是做人的责任。"保持健康的身体不仅是对每个人的要求和责任，也是家庭、社会和国家的需求和责任。世界卫生组织（WHO）已明确提出："健康不仅仅是没有疾病或病痛，而且还应包括身体、心理和社会方面的完好状态。"这种对健康的认识是以现代医学模式为指导原则的，这一医学模式经过长期的实践和研究，日趋成熟，从而确立了生物-心理-社会医学模式，从医学角度出发，全方位探讨生物因素、心理因素、社会因素对人体健康、疾病和寿命的影响。不仅考虑到个体，也考虑到群体，任何人的心理、社会活动都离不开群体。

长期以来，人们对健康的理解往往定位在生理功能基本正常，没有明显的疾病或没有什么缺陷就算健康，这实际上是对健康的一种误解，是一种落后于时代的认识。现代对健康的认识应从生理、心理、社会和环境等多方面进行综合评价。因此，开展多学科研究，包括个体自身健康状态、周围人群的健康水平，才能营造良好的健康环境，树立优良的健康道德，建立积极的健康意识，培养坚强的健康心理素质、良好的健康习惯，建立健康的生活方式，才能真正实现健康长寿。

2. 老年人的健康标准是什么

创建老年人健康标准是一项很艰巨的任务，国内外都制定有各自的标准，但进行综合评价都不甚理想，都存在一些有待进一步完善的方面，并且这些标准都会随着时代的发展不断地改进。

我国对制定健康老年人的标准一贯十分重视，早在1982年即提出5条标准，主要指老年人重要脏器无器质性病变即为健康老年人。后来发现这项标准并不全面，而且老年人都或多或少、或轻或重患有不同程度的疾病，因此所谓的健康老年人也仅是一个相对的概念，于是在1995年研究制定了新的10条标准。

（1）躯干无明显畸形，无明显驼背等不良体型，骨关节活动基本正常。

（2）神经系统无偏瘫、老年性痴呆及其他神经系统疾病，神经系统检查基本正常。

（3）心脏基本正常，无高血压、冠心病（心绞痛、冠状动脉供血不足、陈旧性心肌梗死等）及其他器质性心脏病。

（4）无慢性肺部疾病，无明显肺功能不全。

（5）无肝肾疾病、内分泌代谢疾病、恶性肿瘤及影响生活功能的严重器质性疾病。

（6）有一定的视听功能。

（7）无精神障碍，性格健全，情绪稳定。

（8）能恰当地对待家庭和社会人际关系。

（9）能适应环境，具有一定的社会交往能力。

（10）具有一定的学习、记忆能力。

这10条标准比1982年制定的5条标准有了很大的进步，对一个健康老年人作了较为全面的概括，其内容涉及面也相对广泛，因而一直运用到2013年。但经过18年的实践，随着科技的发展，显现出诸多的不足，2013年又经多学科共同努力，制定了新的5条评价标准。

（1）重要脏器的增龄性改变未导致功能异常；无重大疾病；相关高危因素控制在与其年龄相适应的达标范围内；具有一定的抗病能力。

（2）认知功能基本正常；能适应环境；处事乐观积极；自我满意或自我评价好。

（3）能恰当地处理家庭和社会人际关系；积极参与家庭和社会活动。

（4）日常生活活动正常，生活自理或基本自理。

（5）营养状况良好，体重适中，保持良好的生活方式。

3. 健康四大基石的内容是什么

世界卫生组织推荐健康四大基石，其内容是合理膳食、适量运动、戒烟限酒、心理平衡。这也是世界卫生组织在著名的《维多利亚宣言》中提出的健康生活方式。据报道，按健康的生活方式生活可使高血压的发病率降低55%，糖尿病的发病率降低50%，脑卒中、冠心病的发病率降低75%，肿瘤的发病率降低33%。

（1）合理膳食：有人将健康状态比作一个天平，饮食习惯和健康水平分居两侧，如果能保持良好的饮食习惯，健康水平就能保持良好的状态，即天平处于平衡状态；如果饮食习惯不佳，导致天平失衡，人体健康水平就处于不佳的状态。合理膳食的核心是保持膳食平衡，即保持食入和排出的平衡，使体重处于正常水平，既不肥胖也不消瘦，方法是按每天的实际消耗确定进食量。老年人的膳食很有讲究，除平衡之外，还需保持适度、清淡、卫生、多样。

（2）适量运动：科学运动的核心是适量，适量的关键在于“度”，其精髓是有氧运动。有氧运动又称代谢运动，是指运动所需的能量主要通过氧化体内的脂肪或糖等物质提供，全身 2/3 的肌肉群都参与，通常运动强度为中等，持续时间半小时左右。这类有氧运动，老年人易于坚持。

（3）戒烟限酒：众所周知，吸烟有百害而无一利，戒烟越早越好，使人体远离多种疾病，尤其是肺癌的威胁。至于限酒，主要指控制饮酒量。据报道，适量饮酒有助于血管扩张，减少血小板凝集，预防心脑血管疾病，红葡萄酒还含有少量抗氧化剂，有抗衰老作用，还可帮助消化，防止便秘。因此，老年人有限制地饮酒有一定的积极作用。

（4）心理平衡：心理平衡是心理健康的重要组成部分，是人体健康的基础和重要保证。有研究表明，人类 65% ～ 90% 的疾病与心理上的压抑感有关。紧张、愤怒和敌意等不良情绪不仅有损人体健康，还可导致早衰和死亡。

4. 老年保健的五大要素是什么

总的来说，老年保健至少包括五大要素，即良好的心态、合理的营养、适宜的锻炼、科学健康的生活方式，以及有助于健康的生活环境。其内容较《维多利亚宣言》中的健康四大基石更为广泛，既重视人体自身的健康生活方式，又重视人体生活环境的优劣，关注环境因素对人体健康长寿的重要影响。

早在 2000 多年前，我国第一部医学巨著《黄帝内经》的首篇《上古天真论》就指出："上古之人，其知道者，法于阴阳，和于术数，食饮有节，起居有常，不妄作劳，故能形与神俱，度百岁乃去。"中医学的理论博大精深，如果试图作简单的解释，可将这段意义深刻的记载理解为，远古时代善于养生的人，能适应环境，坚持锻炼，合理膳食，规律生活，劳逸结合，就能活到百岁以上。

5. 为什么说保持健康主要靠自己

健康是人类生存的基本要求之一。一般而言，只有健康才有可能实现长寿，因此我们必须珍惜健康，走健康之路，而要实现这一目标，关键因素取决于自己，这一结论来自现代科学研究。现代人所患的高血压、血脂异常、冠心病、脑卒中、糖尿病、癌症等生活方式病的诱因中，遗传因素约占 15%，气候因素约占 7%，社会因素约占 10%，医疗因素约占 8%，而个人生活方式则占 60%。在这些因素中，除个人难以控制的遗传、气候、社会因素外，约占 68% 是个人通过主观努力采取适当的生活方式，加强疾病防治和医疗保健，而完全可以控制的，尤其是生活方式病，是完全可防可治的。健康的钥匙在自己手中，保持健康主要靠自己。

6. 老年保健的三大原则是什么

老年保健是老年医学的一个重要组成部分，是一个研究人类寿命和人类衰老的原因、规律、特征、机制，探讨延缓衰老的对策和老年性疾病防治，以及保护老年人身心健康的综合性学科。从广义上讲，老年保健的内容还应包括对老年人的生活起居、休息睡眠、娱乐活动、饮食营养、健身锻炼、卫生习惯、精神修养、生活方式等提出积极、有效的建议和指导，广泛地开展老年健康教育和健康促进活动，不断提高老年人的生活质量，使老年人能继续发挥自己的专长和潜力，为国家和社会多做贡献，身心愉快，安度晚年，以实现健康长寿的宏伟目标。为了实现上述目标，提出以下三大原则，以指导老年人保持健康，延缓衰老。

（1）早期性原则：老年保健和抗衰老，以及老年性疾病防治应抓好早期安排，对任何老年人而言，都是抓得越早效果越好。人体衰老的过程是从生长发育达到成熟以后开始的，即25岁左右开始出现衰老，只是初期进展缓慢，不易发现而已。从衰老角度讲，人体生长发育到成熟期以后，细胞、组织、器官都会发生一系列退行性变化，如动脉逐步出现粥样硬化，免疫功能出现失调，性激素分泌水平下降等。因此，应遵循衰老变化的规律及老年病发生和发展的特点，早期做好预防保健。

（2）长期性原则：衰老进程及老年病的发生和发展都有一个长期的过程，在没有什么诱因的条件下，遵循慢性过程。因此，必须坚持采取长期的预防保健措施，才有可能取得较好的效果。

（3）综合性原则：中西医都确认人体是一个统一的整体，衰老变化和老年病的形成原因都是多方面的、综合性的。不同年龄、性别的老年人，衰老变化常有不同形式表现，老年病更具有不典型性及多种疾病共存的特点。因此，老年保健必须因人而异地采取综合性对策。

（二）关于寿命

1. 什么叫平均预期寿命

平均预期寿命是按不同时期的人口死亡率水平预计一个人从出生起可能存活的平均年数，是反映某一地区人群寿命长短的指标，也是生命表中的重要指数之一。平均寿命的长短取决于各年龄人群死亡人数的多少。例如，同时出生的“一代人”，按照某一人群年龄组死亡率先后去世，直到全部死亡为止，通过计算可以了解这一代人总共活了多少年，预期每人平均可活多少岁，活到某一年龄时还有多少人，这些人在今后若干年内的死亡概率有多大，已经活到某年龄的人平均还可以活多少岁等。因此，平均预期寿命又称为平均生存年数，或简称平均寿命。

随着时代的发展和科技的进步，人类的平均预期寿命逐渐延长，正不断向人类的最高寿命 120 岁迈进。以我国为例，新中国成立的 1949 年，全国人口的平均寿命仅 35 岁左右，而到 1981 年已上升到 68 岁，到 1991 年达到 69 岁，接近翻一番。进入 21 世纪，我国迈向人口老龄化的快速发展时期，平均寿命进一步延长，已达 78 岁。

2. 人类的最高寿命是多少

从人类平均预期寿命上看，其随着时代的进步不断延长，那么是不是可以无限延长呢？答案是不可能。学者们注意到，地球上千姿百态的动物都有各自特定的寿限，而且差异很大，短的仅朝夕的瞬间，长的可达百年以上，甚至更长。尽管各种动物的形态结构千差万别，生命活动各不相同，但是每种动物寿命的长短，尤其是哺乳动物，包括人类都遵循着一条共同的生物学法则，完成各自的生命周期，即从出生、生长、发育，直到衰老、死亡，生命周期的结束就是寿命的终点，通常是“动物中凡生长期长的，寿命也长”，反之，生长期短的，寿命也短。一般哺乳动物的寿命为生长期的 5 ～ 7 倍。人类的最高寿命与其他动物的最高寿命有着某些共同的规律性。近些年来，学者们对代谢率和个体大小与寿命的相关性进行研究，也有对脑开展科学研究，认为脑部发育与寿命密切相关。20 世纪 60 年代，美国学者进一步对人体的成纤维细胞进行了研究，发现人体成纤维细胞在体外分裂 50 次左右而终止，指出细胞在体外培养的传代次数与其所组成的机体的寿命长短有密切的关系，认为胚胎细胞传代次数与寿命相关，通常传代次数越多的动物，寿命相对越长。

无论是理论研究，还是实际调查，或是吉尼斯世界纪录都一致证实，人类的最高寿命应为 115 ～ 120 岁。突破这一寿命极限的老人，全球都十分罕见。

3. 哪些决定性因素影响老年人寿命

科学家经过长期的研究，从研究对象众多的生活习惯中总结出一些影响老年人寿命的决定性因素。

（1）身体衰退：人到生长发育成熟以后，随着年龄的增长，会发生一系列生理和心理上的退行性变化，体力和记忆力逐步下降，可表现为精力不足、记忆力减退、思维速度变慢等。这种正常的衰老变化使老年人难免有一种“力不从心”的感受。

（2）疾病损害：躯体疾病对老年人的心理可造成直接或间接

的影响，并且带来一些身体不适和痛苦。尤其是高龄老人，甚至担心“死亡将至”而胡乱求医用药。在衰老的基础上若再加上疾病，有些老年人就会产生忧愁、烦恼、恐惧心理。如脑动脉硬化、脑组织缺血可导致大脑功能减退。在心理上，早期表现为记忆力减退，晚期可发展为脑萎缩而导致痴呆。

（3）营养缺乏：人体正常功能的发挥与营养物质的供给密切相关，如脑细胞对营养物的需求量就明显高于其他组织细胞。当某些物质缺乏时，可使相应的器官功能失调，如维生素 C 缺乏时会影响脑、脊髓及外周神经，出现精神症状。

（4）心理失衡：老年人从工作岗位上退下来，社会角色、社会地位及社会关系发生变化，如果转变与适应困难，就会因失去原有的地位和工作及不能继续发挥作用而惆怅；还会因脱离了原有的交际范围，而新的交往还未建立或不善于建立而寂寞。长期下去，心理失衡造成心理冲突与矛盾，会变得孤独、抑郁、消极，损害健康，加速衰老。

（5）人际关系差：老年人如与子女关系不融洽或是缺少与他人的沟通交流，感情疏远，会产生自卑感、孤独感，遇事急躁，易动肝火。随着独生子女一代的成家立业，传统的大家庭正被新型的“核心家庭”所取代，老年人独居、空巢的现象越来越多。子女不在身边，长期的孤独寂寞，使得很多老年人患上了抑郁症、焦虑症、失智症等。

（6）家庭生活事件：老年人退休后，会面临各种无法回避的变故，如老年夫妇之间的感情破裂、离异，老伴、老友去世，子女分散，自己身体衰老等一系列生活事件，都会加重老年人的心理冲突而影响健康，使身体状态每况愈下。精神创伤对老年人的生活质量、健康水平和疾病的防治都有重要的影响。

（7）不良生活习惯：长期养成的吸烟、嗜酒，过多食用甜食、荤食，或饮食过咸等不良生活习惯，可导致老年人体内环境稳定性和自我修复能力减退而引发疾病。以高血压为例，不良的生活习惯将会使原本家族病史就有高血压的人提早罹患高血压；长此下去，会促使病情恶化且很快并发脑卒中、心脏病或肾衰竭。

4. 为什么说古人命短、今人寿长

只要我们注意一下国内外有关人类寿命的报道，就不难看出随着时代的发展和科学的进步，人类的平均寿命不断延长，学术界将这一现象称为“平均寿命直角化”。研究表明，人类的寿命是不能无限延长的，即最高寿命相对稳定，为115～120岁。这种平均寿命不断延长，而最高寿命又无显著变化，导致一种平均寿命日趋向最高寿命发展的趋势，如果用坐标图表示，以横坐标为年代，纵坐标为平均寿命，其曲线由原来的下凹状态逐步成为一条直线，进而向上凸起，形成直角，这种因平均寿命的延长而形成的直角，就称为平均寿命直角化。这一趋势的形成，意味着人类社会人口老龄化，甚至高龄化程度日益严重，提示社会各界要更为关注老年人健康长寿的课题。

我们还可以从考古学家对发掘出来的古代人的头颅、骨骼、牙齿的鉴定，到现代老年医学开展全面系统的研究进行分析，也不难发现现代人的寿命比古代人的寿命要长得多。那么，为什么会出现古人命短、今人寿长呢？其原因是多方面的，首先是人类社会的快速发展，人们的生活质量不断提高，对健康长寿的向往更为迫切，以及科学技术的高速发展，推动了社会的进步，医疗卫生条件逐步改善，导致人类的疾病谱发生改变，逐步实现了无病早防、有病早治，减少了病残对老年人的危害。其次是婴幼儿死亡率显著下降，从而促进了人类平均寿命大幅度提高。随着人类社会的进一步发展，实现世界卫生组织提出的人人享有医疗保健，实现健康老龄化、积极老龄化，势必进一步促使人类的平均寿命向最高寿命靠近，长寿老人在总人口中的比例也必将进一步提高。

（三）关于衰老

1. 人类为什么会衰老

衰老是十分复杂的全身性退变过程。从生物学角度讲，衰老是从发育成熟期以后开始。有学者认为，衰老的原因可分为一次性因素和二次性因素。一次性因素是生物内在的因素所致。生物体经历一定的生长发育阶段之后，机体就会在一次性因素的作用下，发生结构与功能方面的退行性变化。这表明一次性因素是生物物种本身的特性，对生物的衰老与其寿命的长短起着十分重要的作用，甚至起着关键性的作用。而二次性因素则是生物物种自身之外的环境因素，包括营养、疾病等。二次性因素对生物衰老之进程有着重大的影响，即二次性因素对生物的衰老和寿命长短起着重要的修正作用。然而目前多数学者认为，衰老的原因可分为先天性因素和后天性因素。先天性因素又称为衰老的内因，为一种生物学因素，即遗传因素；后天性因素又称为衰老的外因，主要是环境因素，广义的环境因素包括除遗传因素之外的所有因素。从现代研究水平看，对环境因素的探索更具有现实意义。

衰老是自然界普遍存在的“生物学法则”，任何生物都沿着一条从出生、生长发育，到衰老、死亡的共同规律发展，但不同的生物、不同的个体，衰老的速度各不相同。就人体而言，所有遗传因素取决于父母的基因，无法选择，但后天因素是可以通过努力改变的，如饮食结构、生活习惯、生活方式、个人嗜好、兴趣爱好、心理状态是可以由自己掌握的。此外，生活环境的干燥或潮湿、是否遭受污染，以及经济条件、社会保障、人际关系、家庭是否和谐等虽然都对衰老进程有影响，但都可人为地向积极方面转变。此外，老年性疾病对衰老的进程也有明显的影响，因此，对疾病的防治也应引起老年人足够的重视。

总的来说，只有因人而异地采取全方位的防治对策，才有可能推迟衰老的进程。

2. 衰老有哪些共同特性

不同的生物、不同的群体和个体，衰老的表现各不相同，但从本质上讲，任何生物的衰老都遵循各自的规律，并表现出明显的共同特性，主要表现为以下 4 个方面。

（1）普遍性：衰老是自然界一切生物共有的特征。在同一种生物中，每个个体在大致相同的时期内都会出现衰老，也可以认为同种生物具有大致相同的寿命。而在同种生物的每一个体中，体内各种细胞、组织和器官到达一定时期，都会普遍地逐步衰老。

（2）进行性：当每个生物生长发育达到成熟期以后，随着年龄的增长，就会连续不断发生一系列的变化。也就是说，衰老是一种随着年龄增长而出现的老年期变化，年龄越大，衰老程度越严重。衰老不是突然发生的变化，而是循序渐进地向着更为严重的方向持续进展的不可逆变化。人类衰老虽具有明显的个体差异，但总的趋势都是随着年龄增长，程度更为严重。

（3）退化性：机体进入成熟期以后，将发生一系列与成熟期以前不同的变化，总的来说是一系列退化，表现为各种细胞、组织、器官的结构与功能不断减退，成为体内平衡稳定状态逐渐发生失调的过程。从逐步衰老的角度讲，“老年”本身对疾病就构成一定的影响。当受到某些致病因子及生物、物理、化学因子刺激时，老年人往往发生不良反应，甚至引起严重疾病，而且恢复较慢，有时甚至可导致严重的后果。

（4）内因性：衰老并非疾病，而是生物体内的内在因素起着主导作用。从生物学角度讲，机体衰老与死亡是生物内在的遗传因素起着重要的作用。也就是说，从本质上讲，衰老是生理性的，而不是病理性的。但是，在衰老过程中，机体处于退化状态下，尤其是老年人，往往或多或少、或轻或重地患有不同程度的疾病，因此不可否定各种外界因素或疾病对衰老的重要作用。事实上，绝大多数人群，包括老年人往往由于疾病或意外而致死。

3. 衰老有哪些共同表现

在老年保健医学中，通常将人体衰老变化的各种表现统称为老年期变化。这些变化所呈现的一系列老化现象，称为“老征”。人体衰老有以下共同表现。

（1）适应能力减退：老年人细胞、组织、器官在形态结构与生理功能上均发生老年期退行性变化。这一变化可引起全身各系统功能的普通降低，使老年人体内环境处于相对的不稳定状态或失去平衡的“边缘”。即使是“正常”的老年人，实际上也都存在着或多或少的潜在功能不全，因而对外环境的适应能力普遍下降。

（2）储备能力减少：老年人由于神经细胞不断减少，肌肉逐渐萎缩，组织弹性日益丧失等，必然逐渐引起人体的主要生命系统，如神经系统、循环系统、呼吸系统、消化系统和泌尿生殖系统等的功能普遍降低，从而导致潜在的储备力减少，当有额外负担或活动疲劳时，还可能引起功能损害。

（3）抵抗能力低下：现代研究表明，随着年龄的增长，老年人的免疫功能等均有不同程度的降低，削弱了老年人重要器官的代偿能力和抗病能力。当受到外环境中的不良因子，如细菌、寒冷等刺激时，青壮年人的防御功能立即动员起来，发挥作用，而老年人由于抵抗力低下，往往容易发生感冒等疾病，并且常能引起支气管炎或肺炎，甚至引起严重的后果。

老年人外观的变化具有各种特征，并且有明显的个体差异，年龄越大差异越显著，如白发增加，头发稀疏，眼睛老花，皮肤皱纹增多，出现老年斑等。

4. 衰老从什么时候开始

人体衰老一般不是突然发生的，而是在生命过程中缓慢进行的，具有一个漫长的过程。人体的整个生命过程大致可分为3个时期，即发育期、成熟期、衰老期。

在25～30岁，人体生长发育达到成熟，这时人体的细胞、组织、器官的结构逐步发生一系列退化性改变，引起各种生理功能发生相应的变化，主要表现是发生不同程度的下降，老年医学上称其为“老化现象”。从本质上讲，老化为一种生理性变化，是人体老年期变化的一种表现，也是人体生命过程的必然规律，其与衰老的区别在于“衰老是老化的后期阶段，衰老的含义包含在老化过程之中”。

那么，人体衰老从什么时候开始呢？应该说衰老是从人体生长发育达到成熟期以后开始的，即从25～30岁时开始。因此，延缓衰老进程应从这一时期开始为最佳。当然，早一些预防也并无什么不好，晚一些则效果欠佳，因随着年龄增长，老化现象不断加重，甚至可能直接引发老年病的发生和发展，做好早期预防则有备无患，以求达到尽享天年（百岁以上）的目标。

5. 衰老是疾病吗

衰老不是疾病，但与疾病之间有着直接或间接的关系，两者互相影响，有时甚至很难严格地区分开来。通常衰老速度越快，老年病来得越早，衰老程度越重，老年病病情也就越复杂。因此可以认为，衰老是老年病的温床，是老年病的发病基础。前面已经提到，衰老是从生长发育达到成熟期（25～30岁）以后，随着年龄增长全身各项生理功能逐渐下降的过程。功能下降导致人体储备能力、适应能力、抗病能力减退，通常对老年人日常生活虽无明显的影响，但人体处于应激、压抑、紧张状态时，衰老就可能成为老年病发病的关键因素。有研究表明，老年人最大冠状动脉血流量与年轻人相比减少了35%，当遇到发热、寒冷、感染或剧烈运动时，较容易发生心绞痛、心肌梗死及心力衰竭，而同等程度负荷对青壮年人就基本可以承受。这就意味着衰老引起的各器官功能变化为老年病提供了发病的基础。又如，人体中等动脉内膜都随年龄增长而逐渐增厚，导致血管腔逐渐变窄，从而成为动脉粥样硬化性疾病的发病基础，如果老年人患有血脂异常、高血压等疾病，或有吸烟、饮酒嗜好等危险因素存在，就很容易引发冠心病、脑卒中等心脑血管疾病。因此，衰老虽然不是疾病，但衰老达到一定程度后增加了老年人患病的概率，可以认为，某些老年性疾病就是衰老的产物。

6. 衰老的原因是什么

衰老是一个十分复杂的全身性退变过程，是从生长发育达到成熟期以后逐渐发生的变化。现代研究一般认为，衰老是多种因素共同作用的结果，既受基因等遗传因素的影响，又受生活方式等方面的影响。人们一直在探索衰老的机制，希望找到延缓衰老的途径。古往今来，有关人类衰老的各种假说和学说多达300余个，而其中与现代科学紧密联系的大约有30个，目前最具代表性的学说有自由基学说、溶酶体学说和端粒学说。自由基学说早已引起关注，应用也最为广泛，如应用维生素C、维生素E等抗氧化剂来抗衰老。溶酶体是细胞的一个小小的细胞器，然而人体近95%的能量来自于此，因而认为溶酶体是人体能量的“加工厂”和“能源基地”，在衰老的过程中起着至关重要的作用。2009年，诺贝尔奖被授予布莱克本、格雷德、绍斯塔克3位学者，表彰他们对端粒和端粒酶的研究成果。端粒是细胞染色体末端的一个重复的碱基结构，端粒的长短决定细胞的寿命，在衰老过程中，端粒逐渐缩短，年龄越大端粒越短，而端粒酶则可合成端粒，起到延缓衰老、延长寿命的作用。

7. 人体衰老有哪些特征

（1）人体衰老的外部特征：主要有毛发变白、脱发，皮肤皱纹增多、粗糙、弹性下降，眼睑下垂，出现老年性色素斑等。老年人身高、体重一般都有下降，身高下降 2 ～ 3 厘米，体重一般下降 3 ～ 4 千克。

（2）人体衰老的主要内部特征：细胞逐渐失去水分；细胞分裂，细胞生长及组织恢复能力降低；基础代谢率减低；细胞萎缩及变性；组织弹性减低，结缔组织变性；神经系统退行性改变及神经到肌肉的反应速度减慢；骨的强度及韧性减低；调节内环境稳定的各种因素发生障碍。

8. 人体衰老在生理上有哪些变化

（1）预备力减少：老年人预备力的减少，是由于全身组织器官与生理功能退化的结果。所以，当老年人承受某些额外负担时，如过度疲劳、炎热或寒冷，很容易引起功能障碍。

（2）适应力减退：衰老时机体内多种生理功能逐渐减退，往往导致人体内环境失去稳定性。

（3）抵抗力降低：随着生理功能（特别是免疫功能）的衰退与紊乱，老年人的抵抗力明显下降，这是老年人容易患传染性疾病、退行性疾病、代谢紊乱性疾病和恶性肿瘤的主要原因。

（4）自理能力下降：随着机体的衰老，体力逐渐减退，行动不便，而且容易发生失误，因而发生意外的危险也较多。人体衰老后，无论是精力还是体力，都会有一种大不如从前的感觉。

9. 怎样有效地推迟衰老进程

研究衰老的目的就是为了延缓衰老过程，实现健康长寿。世界卫生组织强力推荐的合理膳食、适量运动、戒烟限酒、心理平衡健康四大基石，就是为了推迟衰老进程，减少老年病的危害，实现健康长寿。有效地推迟衰老进程，应因人而异采取综合性对策。具体地讲，应包括以下几个方面。

（1）良好的环境：环境是人类生存的活动场所，也就是以人为中心所处的自然环境、社会环境的总称。长寿老人往往都生活在优美、清洁、干燥的自然环境中。社会环境对老年人的身心健康也起着重要的作用。

（2）合理营养与膳食平衡：现代研究表明，人体衰老和老年病的发生及发展与合理营养密切相关。老年人的膳食与营养很有讲究，应做到保持平衡、数量适度、务求清淡、注重卫生、力争多样，方可达到积极的效果。

（3）积极参与、长期坚持适量的运动：18世纪法国哲学家伏尔泰就提出："生命在于运动。"同一时期，同在法国，著名的医学家蒂索明确指出："运动就其作用来说可以代替任何药物，但所有药物都不能代替运动的作用。"表明运动对人类生活具有重要作用，包括增强免疫功能、减少疾病、延缓衰老、平衡心态、消耗能量、避免过胖、提高工作效率。目前，国内外老年人参加运动健身都很广泛，但强调对老年人参加运动的强度、时间、频率、方法、进度都应很好地掌握，做到个性化、因人而异、适可而止。

（4）心理平衡与积极乐观：西方有句格言，称"健康的一半来自心理健康"。国际劳工组织的一项研究提示，人类的疾病有

65% ～ 90% 与心理失调有关，即与压抑有关。因此，心理健康对人类健康长寿具有非常重要的作用，健康的心理是身体健康的保证。

（四）关于亚健康

1. 什么叫亚健康

亚健康是世界卫生组织（WHO）20 世纪 80 年代后期提出的一个医学概念。亚健康是一种似病非病的状态，也就是说处于健康与疾病之间的状态，看似有病，其实无明显的疾病，因此又称为亚临床状态，或第三状态，或灰色状态，或称为“疲劳综合征”。

WHO 对亚健康所下的定义是“身躯、心理的健康状况，以及人体对社会和环境的适应方面都处于欠圆满的状态，即处于健康与疾病之间的一种特殊状态”。亚健康状态在各个年龄的人群都可能出现，尤其是在疲劳之后，但以中老年人更为多见。老年人因衰老进程加快，易出现亚健康状态，而亚健康又可加快老年人衰老的进程，应该引起老年人的关注。

据 WHO 的一项全球性调查发现，全球亚健康人群约为 75%。我国调查资料显示，亚健康人群占 50% ～ 75%，大致情况是沿海城市居民高于内地居民，脑力劳动者高于体力劳动者，这与当今社会的人们生活节奏快、忙碌、休息与睡眠时间不足有关。亚健康状态已引起人们的高度重视，这是因为亚健康已成为影响人类健康的突出因素之一。

2. 亚健康是怎样形成的

亚健康人群无明显的疾病，却显示出活力下降、生理和心理功能及代谢过程低下。形成亚健康的最重要的原因是紧张（或压力、应激），是忙忙碌碌、生活不规律、生活质量差，疲劳得不到及时消除等。当然，衰老与老年病对亚健康的形成也具有重要的影响。具体地讲，亚健康的形成与以下因素有密切的关系。

（1）心理压力大，易产生忧虑、多疑、激动、愤怒等心理障碍。

（2）工作节奏快，生活方式不合理，不良的烟、酒嗜好，久坐少动，生活无规律。

（3）饮食结构失调，喜欢高热能、高糖、高脂肪、高盐、低钙、低纤维素、低维生素饮食。

（4）生活环境污染较为严重，废气、废水、汽车尾气、放射性物质等，导致人体受到不同程度损害。

（5）经济条件低下，生活水平低，家庭不和睦，人际关系紧张。

（6）缺少健身锻炼，喜静少动，尤其是缺少室外活动。对老年人而言，衰老与老年病又使亚健康雪上加霜。

3. 亚健康有哪些特性

亚健康有多种特性，应引起广泛关注，尤其是老年人，否则可能带来严重的危害。

（1）不典型性：亚健康的症状不典型或很轻微，没有明显的典型临床表现，往往不易引起人们的重视，到医院检查很可能未发现异常，但是未发现异常不等于没有病理变化。目前，医学检查手段还不够完善，还有许多局限性，如细胞超微结构及分子水平的异常信息等，应用现在常用的检查手段就很难发现。

（2）隐蔽性：亚健康的状态一般很隐蔽，不易被察觉。由于亚健康人群没有明显的症状，往往首先想到的是，身体疲劳可能是劳累所致；体重减轻可能是营养不良所致；睡眠不好可能是心情不佳所致等。其实，这些征象很可能是亚健康的表现。

（3）双向性：亚健康具有双向发展的特征，它可以发展成为疾病，也可以转向健康，如果能早期发现、早期干预、积极预防，大部分亚健康人群都可转向健康。可惜多数人对亚健康认识不够，往往对亚健康状态听之任之，任其继续发展，当积累到一定程度时，就可由量变到质变，发展为严重的疾病。

（4）多元性：亚健康的多元性表现是多方面的。临床表现可以是多系统、多器官功能轻微失调，如神经系统表现为头晕、头痛、记忆力下降、失眠多梦；心血管系统表现为心悸气短、胸闷、心律失常、血压不稳定等；消化系统表现为食欲缺乏、腹胀、腹泻、便秘；泌尿生殖系统表现为尿频、尿急、性欲减退、月经紊乱；肌肉关节系统表现为全身肌肉、关节酸痛，四肢无力。亚健康的康复也是多元的、综合的，因此在调理亚健康时，应具体分析，制定切实有效的综合性干预措施。

（5）危害性：亚健康人群往往认为自己没有明显的疾病表现，临床检查又找不到阳性结果，因此难以引起足够的重视，既不加强自身防治，又不采取相应对策积极应对，结果势必导致向疾病方面发展，且越来越严重，给自身健身延年造成不良的后果。

4. 怎样自测亚健康

对亚健康状态进行自测，有助于防治亚健康。目前尚无客观的检查评价标准，下表所示自测识别亚健康状态的简易方法可供参考。

亚健康状态自测计分表

测定项目	记 分
（1）情绪抑郁，对着窗外发呆	3分
（2）记忆力减退，昨天想好的某件事今天记不起来，而且经常出现这种情况	10分
（3）害怕进办公室，对工作感到厌倦	5分
（4）不想面对同事和上司，有自我封闭倾向	5分
（5）工作效率下降，上级已表达了对你的不满	5分
（6）工作1小时后，即感身体倦怠，胸闷气短	10分
（7）工作情绪低落，最令自己不解的是，无名火气很大，但又没有精力发作	5分
（8）不再像以前那样热衷与朋友聚会，有强打精神勉强应酬的感觉	2分
（9）盼望早早下班，为的是能够回家，躺在床上休息片刻	5分
（10）晚上经常难以入睡，睡着了也睡不深，爱做噩梦，睡眠质量很差	10分
（11）食欲下降，食而无味，进食减少	5分
（12）体重有显著下降趋势	10分
（13）头发明显脱落	5分
（14）对环境污染、噪声非常敏感	5分
（15）抵抗力下降，很易感冒	5分
（16）性功能下降，性欲减退	10分
合计	100分

根据上列记分，按得分多少进行综合评定，可将亚健康状态分为进入、较严重、严重3级。30～49分：进入亚健康状态；50～79分：较严重亚健康状态；80分以上：严重亚健康状态。

5. 何谓健康、亚健康和疾病的双向变化

现代人们的生活节奏快、竞争性强，亚健康发生率高，且城市高于农村，脑力劳动者高于体力劳动者。研究表明，健康、亚健康和疾病三者之间可以相互转化，即亚健康呈现双向变化，既能向健康方面转化，又能向疾病方面转化。如果处于亚健康的人群能查明引起亚健康状态的生理、心理、社会、环境及行为和生活方式等因素，并能早期进行医学干预，就可以向健康状态发展，并可避免或减少疾病的发生和发展。处于亚健康状态的人群往往表现出疲劳症状多、生理功能失调者多、体力透支者多和体重超重者多的“四多”现象和免疫功能低、工作效率低、适应能力低的“三低”现象，若不警惕就可能向疾病方面发展，导致严重的后果。

有专家指出，在庞大的亚健康易发群体中，有 10% ～ 20% 的个体实际上已处于“临床前期”或“疾病早期”，只是因界限模糊不清，很难严格而准确地区别开来。若不采取有效措施，45 ～ 59 岁年富力强的“高危人群”数年后将可能患不同的疾病。60 岁以上的老年人更应加强防范，做好自我保健，若发现问题，则应及时进行医学咨询，积极有效地解除亚健康状态的威胁。

6. 亚健康的老年人怎样进行自我调理

亚健康是身心即将患病的一种征兆。出现亚健康状态后，如不能及时进行治疗或调理，就很有可能发展成为某种疾病，严重的还会危及生命。专家针对几种常见的亚健康症状，分别给出了进行自我调理的方法。

（1）烦躁失眠：烦躁失眠是亚健康人群最常见的一种症状，应该多吃一些富含钙、磷的食物。含钙多的食物有牛奶、大豆、鲜橙、牡蛎、海带等；含磷多的食物有菠菜、栗子、土豆、鸡肉、蛋类等。另外，专家推荐，萝卜有清热除燥的作用，可适当生吃，或者做成萝卜汤饮用。

（2）精神紧张：精神紧张多是由心理压力引起的，可适当补充一些维生素C以平衡心理压力。富含维生素C的食物有菜花、菠菜、水果等。绿叶蔬菜具有安定神经的作用，注意休息的同时适当摄取绿叶蔬菜可以很好地松弛紧张的情绪，缓解心理压力。

（3）体质虚弱：亚健康的人通常都有身体虚弱的感觉，并且十分容易生病，如感冒发热等。这主要是由机体免疫能力下降、适应能力减退引起的。因此，此类人群可多吃一些富含蛋白质的食物以增强免疫力，同时应多摄取蔬菜、水果，补充维生素C以提高机体抗氧化能力。富含蛋白质的食物有鱼、肉、蛋、奶等。

（4）容易疲劳：疲劳感是多数亚健康者的常见主诉症状之一。不仅是身体感到疲劳，眼睛和大脑也很容易出现疲劳感。这类人群可适当多吃一些坚果，如花生、杏仁、腰果、核桃、松子、榛子等，对恢复体能、补脑健脑具有神奇的功效。另外，眼睛易疲劳者应多补充一些富含维生素A的食物，如鳗鱼、胡萝卜、蛋类、奶类等。

（5）记忆力减退：记忆力减退最明显的表现是做事情丢三落四、粗心大意。这主要是由于亚健康者的脑力下降、注意力不集中造成的。要增强记忆力就要多补充一些富含维生素C和B族维生素的食物，如豆类、蛋类、牛奶、辣椒、西红柿、红枣、田螺等。

最后，专家提醒，亚健康是一种身心状态，在关注身体调理的同时也应该适当进行心理调整。人们在快节奏的生活和工作之余应当适当放松自我，以拯救各种压力下的亚健康心理。只有保持心理健康，才能更好地体验生活、享受生活。

（五）关于老年病

1. 什么叫老年病

老年病通常是指老年人的常见病与多发病，是个不十分明确的概念。这是因为有的老年人所患的疾病是从青壮年时期就已患有的疾病持续到老年期来的，如高血压；同时，有些疾病并非仅发生在老年人中。因此，老年病只具有相对的意义，很难绝对地讲哪些疾病仅发生在老年人群。

从逐步衰老的角度讲，"老年"本身对健康就构成严重的威胁。老年人的细胞、组织和器官在形态结构和功能上都随着年龄的增长而发生一系列复杂的退化性变化，这必然会引起全身各系统的生理功能不断下降，使老年人的机体内环境处于一种相对不稳定的状态，或趋于失去平衡的"边缘"。即使是"健康老年人"，实际上也都存在或轻或重、或急或缓、或多或少的潜在活动功能不全，因而对外环境的适应都有不同程度的下降，或患有不同程度的疾病。因此，处于衰老过程中的老年人与老年病之间有着明显的因果关系。

实际上，衰老达到一定程度，就可能直接引起老年病，可以认为衰老本身虽然不是疾病，但某些老年病就是衰老的产物。疾病加速了衰老进程，衰老促进了疾病的发展。

大量流行病学调查发现，在大中城市，威胁老年人健康的主要疾病依次为高血压、冠心病、高脂血症、慢性支气管炎、肺气肿、脑血管病、恶性肿瘤、糖尿病。其中，高血压的患病率高达30%～70%，而死亡率则以脑血管病、心脏病、恶性肿瘤及呼吸系统疾病居前4位。

2. 老年病的发病原因有哪些

老年病的病因是一个非常复杂的问题，这是因为老年病与衰老进程互为因果，相互影响。因此可以认为，凡是能引起人体发生退化性改变的因素，都可能促使老年病的发生和发展。归纳一下，老年病的病因主要有以下两方面。

（1）遗传因素：某些老年病与遗传因素有十分密切的关系，如高血压、糖尿病、冠心病、肿瘤、老年性痴呆等这些老年病，虽不属绝对遗传病，但存在明显的遗传相关性，父母患这类疾病，其子女的患病率相对较高，即这些疾病具有明显的家族病史，目前已证实某些遗传基因与这些疾病的发病有关。

（2）环境因素：这里所提到的是广义的环境因素概念，即除遗传因素外，其他影响健康长寿的因素都列入环境因素。主要是指自然环境和社会环境两个方面。在自然环境因素中，凡是危害人体健康，可导致疾病发生和发展的因素都包括其中。不健康的生活方式，如心理障碍、久坐少动等；不健康的饮食结构，如高热能、高糖、高盐、高脂肪、低钙、低纤维素等；自然环境受到污染，如废水、废气、汽车尾气、放射性物质、紫外线增加等，以及不健康的社会因素，都可引起老年病，甚至引起遗传基因的损失和变异。

因此，对导致老年病的错综复杂的病因，要具体分析，积极防范，以减少老年病的发生和发展。

3. 老年病有哪些共同特征

老年病临床表现错综复杂，往往容易误诊、漏诊，但只要认真分析、总结，也会发现其具有诸多共同特征。

（1）老年病往往都呈慢性过程：老年病都有一个漫长的病史，有的老年病甚至是从中青年时期就已患病并持续到老年期，如有的高血压患者，中青年时代患病，久未治愈，或根本未治，随着年龄的增长进入到老年期。因此，老年人通常都有一个长长的病历。但必须注意，慢性病可能急性发作、迅速变化，将会带来严重后果。

（2）表现不典型：常无特异的症状，而出现非特异性的症状，若对其认识不足，对非典型症状不认真进行分析，未能进行及时治疗，就可能产生不良后果。

（3）与多病共存：老年病往往是多种疾病共存。有报道指出，60 ～ 69 岁的老年人平均患有 9.7 种疾病，90 岁以上的老年人平均患有 11.1 种疾病，提示随着年龄的增长，患病数目也增加。

（4）并发症多：常见的有感染、水电解质代谢紊乱、多器官功能失调或衰竭。

（5）药物不良反应多：这是因为老年人肝肾功能减退，导致药物代谢和排泄下降，对药物的敏感性发生变化，以及多种药物合用等。因此，对老年人用药应进行减量，不能将成人的用量用于老年人。

（六）关于保健

1. 什么叫老年保健

老年保健是在平等享用卫生资源的基础上，充分利用现有资源，使老年人得到基本的医疗、康复、保健、护理等服务，以维持和促进老年健康。

老年保健是一门科学，是告诉老年人如何实现健康长寿的学问。概括地讲，它是一门研究人类寿命延长和人类衰老的原因、规律、特征、机制，探讨延缓衰老的对策和老年病防治，以及保护老年人身心健康的综合性学科。广义地讲，其内容还应包括老年人的生活起居、休息睡眠、娱乐活动、饮食营养、健身锻炼、卫生习惯、精神修养，以及适应环境的能力，并提出积极和有效的建议和指导，广泛地开展老年人健康教育、健康促进，不断提高老年人的生活质量，使老年人能够继续发挥自己的专长与潜力，身心愉快，安度晚年，达到实现健康长寿的人生梦想。具体要求，老年人能实现延缓衰老进程，保持良好的生理功能和心理状态，不断提高老年人对自然环境和社会环境的适应能力，维护人体内、外环境的平衡，预防老年病的发生和发展，实现健康长寿活百岁。

2. 老年保健要达到的目标是什么

总的目标是提高老年人的生活质量，推迟衰老进程，减少老年人病残的危害。具体实施中要将健康促进与老年病的防治结合起来，将老年人健康教育与对老年人的长期护理结合起来，将抗衰老和老年病防治结合起来，对老年患者的诊断、治疗、预防、保健、康复要规范化，积极培养老年保健的专业人才，积极开展抗衰老与老年病防治的宣传教育，不断建立和扩大老年保健团队力量，确立老年保健的防治策略，对老年保健的重点服务对象，要加强关爱、照顾，尽可能让老年人都能安度晚年。真正做到“老有所养、老有所学、老有所为、老有所乐、老有所医”。

3. 什么是健康的生活方式

世界卫生组织在著名的《维多利亚宣言》中提出了健康的生活方式，即健康四大基石：合理膳食、适量运动、戒烟限酒、心理平衡。具体地讲，健康的生活方式大致包括以下几个方面。

（1）生活有规律，做到有张有弛，劳逸适度，保持良好的规律性。

（2）培养广泛的兴趣爱好，因人而异地参加老年人合唱团，跳老人舞或集体舞，练书法或绘画、种花、养鸟、养金鱼，参加一些力所能及的轻微体力劳动等，以便陶冶情操，增强智力与体力。

（3）注重仪表，讲究衣着。老年人注意内在美和外在美的和谐与统一，有助于提升老年人的精神，表达老年人具有热爱生活的活力和旺盛的生命力。

（4）适应环境变化，注意不受热不受凉，减少因适应能力下降可能引发的中暑、感冒等疾病的发生。

（5）严格地按健康四大基石安排好日常生活。

4. 健康长寿老人有哪些养生秘诀

健康长寿是自古以来人类的梦想，千百年以来，人们一直在探讨长寿的秘诀。最近发现，在南京有一个神奇的地方，那里的老年人寿龄普遍比其他地方要高，全县的百岁老人有20多位，他们一般都有以下一些养生秘诀。

（1）长寿老人大都胸襟开阔，心态平和，为人处事热情，乐于工作，善于助人，遇事不怒。他们生活得自由自在，轻松大方，没有压力，并且能正确看待生老病死。

（2）长寿老人大都有业余爱好，兴趣比较广泛，诸如种花养鱼、吹拉弹唱、书法绘画、集邮写作、河边垂钓，也看看电视、电影等。体力较好者，经常外出旅游。

（3）长寿老人热爱生活，热爱家庭。他们每天读书看报，能与时代共前进，每天有事干，精神有寄托。他们注重比较科学的生活方式，起居有规律，睡眠有保证，能顺应自然，基本做到了人与自然的平衡。

（4）长寿老人大多心怀知足而乐的心态。他们知道，高兴是一天，不高兴也是一天，既然这样，为什么不快乐地度过每一天呢？这种和善、平静、知足的心理，使他们心神安定，为健康长寿铺平道路。

（5）他们懂得节制性欲，保藏肾精，但节欲不等于禁欲，根据自己的年龄及体质情况适当同房。但患有冠心病、高血压、糖尿病、肺心病等疾病者谨慎房事，自觉求教于医生。

（6）长寿老人每天睡眠时间一般满足8小时，年龄高者适当减少，午睡在1小时左右。睡眠姿势讲究“卧如弓”，好右侧卧。床铺不太软太高，枕头稍高一点，以减轻心脏的负担。此外，睡前不饮酒吸烟，忌饱食或郁闷后睡眠。

（7）注意掌握好运动量。运动的时间和强度因人而异，一般每日早晚各进行半小时的锻炼，以运动后不感或微感疲乏为宜。多人在一起锻炼，以便互相照顾。

（8）调节饮食首先做到定时定量，每天可增加一次，每次宜吃八成饱。粗细搭配，清淡可口，忌膏粱厚味，不偏食，力求多样化。少食动物脂肪和高盐食品。

（9）老年人因体温调节功能较差，穿衣应适当偏暖，稍肥大些，内衣以棉料为宜，因棉布柔软、清爽、吸水性强。随着季节气候的变化，老年人的生活起居和衣服的厚薄等亦应随之改变。

（10）长寿老人大都居住在环境优美、宽阔明亮的住宅中，住处安静，周围环境好，噪声小（不超过40分贝），阳光充足，通风干燥。

（11）定期进行身体检查，以及时发现病症，特别对易发的心脑血管病和癌症等，做到早发现早治疗。

（12）在医生指导下使用药物，做到尽量少用药或小剂量用药。自己掌握和应用按摩、推拿等治疗方法，简便易行，有利无弊。

5. 怎样预防生活方式病

生活方式病就是因不良生活方式所引起的疾病。随着时代的发展和科学的进展，人们的生活水平不断提高，由于生活节奏快，变化大，环境污染加重，休息不足，且饮食习惯不良等，常处于疲劳、亚健康状态之中，这些不健康的因素直接或间接地影响到人们的正常生活，从而导致生活方式病的形成和发展，如高血压、血脂异常、肥胖、糖尿病等都与不健康的生活方式密切相关。

怎样积极预防生活方式病呢？首先要贯彻“治未病”“预防为主”的观点，在尚无明显疾病的状态下早期预防。针对上述引发生活方式病的诸多因素，采取有效的健康教育，按健康四大基石的要求，做到合理膳食，保证营养平衡；适量运动，根据各自的特长，选择适合自身锻炼的项目，长期坚持；做到戒烟限酒，烟有百害而无一利，必须戒除，而酒可依据自身的情况，适当选用；更重要的是保持心理健康，遇事看得透、想得开，尤其是遇到不利的影响或处于逆境时，更应保持良好的心情。

6. 疲劳对人体健康有何重要影响

目前认为，疲劳是由于脑力活动或体力活动导致的细胞、组织、器官，以至整个人体工作或活动能力暂时下降的现象。疲劳其实是一种生理范畴的全身性反应，提示人们的活动或劳动能力出现明显的下降，需要休息或改换其他活动，以求消除这种反应，恢复体力。由于疲劳的表现多种多样，至今还没有明确的定义。

疲劳的发生往往与活动或劳动的速度、强度，以及持续的时间长短有直接关系，活动或劳动速度越快、强度越大、时间越长，疲劳出现越早，此时活动或劳动效率也逐步下降而不能持久。疲劳发生的初期，一般表现为人体的部分组织出现疲劳，持续下去，就由局部肌肉扩散至全身，再发展就感到全身不适，预示需要休息了。

关于疲劳发生的机制，目前一般认为是整个人体的一种复杂的、一时性的生理现象，是大脑细胞的警戒信号，起着保护大脑的作用。在一定限度内，兴奋过程引起消耗，抑制过程进行恢复，消耗和恢复处于动态平衡之中，以维持人体正常活动的进行。如果疲劳长期得不到完全补偿，就会破坏消耗和恢复的动态平衡，恢复补偿不了消耗，而出现疲劳的累积，即过度疲劳，简称过劳。

过劳属于病理范畴，可导致多种疾病，因此一般情况下，各类劳动者都应适当注意劳逸结合，避免过劳。

老年人疲劳更要警惕，由于老年人的生理功能随年龄增长不断下降，疲劳表现为自觉症状少，消除疲劳能力弱，因此更应引起自身和家人、同事的关注。

7. 休息与睡眠对人体健康有何重要影响

对于休息，不同年龄的人有不同的兴趣和爱好，休息的方式也有所不同。一般将休息的方式人为地分为动态休息和静态休息两种。

动态休息，亦叫积极休息，主要是指定时更换不同的生活内容，始终保持稳定的平衡。体力劳动者休息时做点文娱活动，脑力劳动者休息时做点轻微的体力活动，这是很有好处的。巧妙地把娱乐活动加入到生活中去的人是最会生活的人。人们在学习、工作或劳动一两个小时后，更换一项完全不同的事情来做，会有一种轻松感。

静态休息与积极休息相比较而言，叫消极休息，如果说积极休息是以“动”为主，那么消极休息则是以“静”为主。老年人年岁高，体力弱，活动不如青年人，采用这种休息方式更为多见。事实上，养生功通过“入静”“放松”等可增强体力，改善全身状态；熟睡则是最彻底的休息。

如果把上述两种休息方式有机地结合起来，则可获得更好的效果。休息是老年人日常生活的主要内容，因此更应该安排得丰富多彩。老年人的个体差异很大，安排休息就更有讲究，应根据各自不同的状态采用不同的休息方式，包括慢跑、散步、练养生功、打太极拳、游泳、玩扑克牌、打麻将、骑自行车、饲养小动物、种花、做家务、带孙子外孙等个性化安排。

睡眠是最彻底、最有效、最为重要的休息方式，然而老年人往往因种种原因睡眠效果不佳，或入睡难，或易早醒，严重地影响到老年人的健康。对睡眠不好、易失眠多梦的老年人，除应改善自身不健康的生活方式外，必要时应向专科医师咨询，以求彻底改善。

8. 怎样才能保持良好的睡眠

（1）定时休息，养成按时入睡、按时起床的习惯。

（2）注意卧室安静，尽量减少声、光的刺激；睡前不要吸烟、喝浓茶。

（3）被褥、床单、内衣裤和睡衣应常换洗，勤晾晒。

（4）除晚上正常睡眠，还可增加午间休息（饭后午休半小时至一小时），即使睡不着也应静卧休息，让全身肌肉放松。

（5）不要蒙头睡觉，睡眠的姿势以右侧弓形卧位为好，因为这是保持内脏正常活动的最佳姿势。

（6）慎用安眠药，因为安眠药物一经使用后不易脱离，且越用量越大。长期吃安眠药会降低抵抗力，甚至引起血液系统疾病等不良反应。

二、合理膳食

（一）饮食保健

1. 老年人怎样才能做到平衡膳食

我国 2400 多年前的古人就很讲究饮食科学，平衡膳食结构理论已达到了相当完整的水平，医典《黄帝内经·素问》有极精练的科学总结："五谷为养，五果为助，五畜为益，五菜为充，气味合而服之，无使过之，伤其正也。"这些论述既是营养学方面不可忽视的"至理名言"，也是指导人们科学饮食的重要原则。

这里所指的"五谷"泛指各种粮食作物；"五畜"泛指肉、乳、蛋等食品；"五菜"泛指各种蔬菜；"五果为助"是说有了以上几类食物还不够，还应尽可能地以一些干、鲜果品加以辅助，才更有利于保健。这种古代的平衡膳食观，与现代营养学强调以植物性食物为主、注意动物性食物的摄入、饮食多样、达到膳食平衡是一样的。

世界上没有哪一种食物含有人体所需的全部营养，而上述 4 个方面的食物，几乎概括了人们饮食中的所有原料。每类食物中的"五"字告诉人们，要吃杂一点，如吃粮食，不能只吃某种细粮而不吃杂粮。

日常饮食如果过于精细，不但对身体没有好处，而且会使糖尿病、脂肪肝、胃肠道疾病乃至肠癌的发病概率增高。例如，有的孩子因常吃含热能高的精制食品而引起食欲减退；有的人怕患高血压、心脏病而不敢吃荤，还有不少人怕长胖而不敢吃肉，结果适得其反，反而引起营养代谢障碍。

由此可见，“养、益、助、充”强调一个“五”字，其意义是要求人们饮食要讲究科学，应博取各种食物，混合饮食，营养互补；如果长期偏食或挑食，使营养失去平衡，会导致疾病的产生。长寿老人的长寿经验中就有这么一条：什么都吃（指吃得杂），什么都不多吃（指不过量）。

2. 老年人膳食怎样做到多样化

膳食结构科学合理，首先就是要做到膳食多样化，营养学家形象地将其归纳为两句话 14 个字：一二三四五六七，红黄绿白黑酸苦。

“一”：每日饮 1 袋牛奶，内含 250 毫克钙。

“二”：每日 2 份主食，一份为米面 150 ～ 200 克，一份为杂粮 150 ～ 200 克。

“三”：每日进食 3 份高蛋白食品，每份为瘦肉 1 两，或鸡蛋 1 个，或豆腐 2 两，或鸡鸭鱼虾 2 两，以鱼类、豆类蛋白较好。

“四”指 4 句话：有粗有细（粗细搭配）；不甜不咸（食盐不超过 6 克为宜）；三四五顿（指在控制总量前提下，少吃多餐）；新鲜第一。

“五”：每日不少于 50 克左右的脂肪摄入量。

“六”：每日 600 ～ 700 克蔬菜和水果，注意蔬果的比例和进食顺序。

“七”：七八分饱很重要，早、中餐吃好，晚餐吃少。

“红”：应多吃红薯和红枣，若无禁忌证，每日可饮红葡萄酒50毫升，有助于降血脂及活血化瘀，预防动脉硬化。

“黄”：指黄色蔬菜，如胡萝卜、南瓜、西红柿等，其最大的特点和优势是富含维生素A和维生素D，还含有丰富的胡萝卜素，可减少感染、肿瘤发病。维生素A能保护胃肠黏膜，防止胃炎、胃溃疡等疾病发生。维生素D具有促进钙、磷吸收的作用，有壮骨强筋之功效；对于儿童佝偻病、青少年近视、中老年骨质疏松症等常见病有防治作用，因此这类人群多食用黄色食品，无疑是明智之举。

“绿”：指绿茶、绿叶菜与海菜（海带、海藻）。绿茶有明显的抗肿瘤、抗感染作用。

“白”：指燕麦片、麦胚芽、大蒜、洋葱等。有明显的降血脂作用。

“黑”：指多吃黑木耳、黑芝麻、黑豆等。如每日吃5～15克黑木耳，能显著降低血黏度与胆固醇含量，有助于预防血栓形成。

“酸”：指米醋、柠檬酸、果酸等，有收敛固涩之功效，且可促进食欲。现代研究发现，米醋对降低血糖有好处，柠檬酸有抗癌作用。

“苦”：指苦瓜、芥菜、甘蓝类蔬菜。苦味能清热燥湿，促进胃液分泌，从而增加食欲。众所周知，糖尿病患者多吃苦瓜，对控制血糖是有好处的。

因此，“食好色，更健康”，一定要做到红、黄、绿、白、黑五色俱全，保持膳食多样化，从而达到科学饮食的目的。

3. 老年人如何改变饮食习惯促进健康

目前，我国居民由于膳食摄入的热能大大超过身体每日代谢所需的热能，多余的热能被身体转化为脂肪储存起来，因而超重与肥胖的人数迅速增加。高脂血症、冠心病、糖尿病、脂肪肝等“富贵病”也逐年增多。因此，老年人要健康长寿就应改变不良饮食习惯，具体要求如下。

（1）维持传统饮食习惯：我们的先人很早就注重膳食平衡，现代营养专家们所设计的“膳食宝塔”，只不过是把传统膳食结构的“养、助、益、充”加以量化和形象化而已。因此，为了抵御“富贵病”的蔓延，我们必须按照老祖宗的办法吃饭，即养成高糖类（碳水化合物）、高纤维素摄入和食物多样化的良好饮食习惯。

（2）改变进食顺序：国人有“饭后吃水果”的习惯，饭后吃水果使摄入的热能过多，并几乎全部被储存，从而使人身体超重和发胖。因此，专家们建议饭前吃水果。饭前吃水果有很多好处：首先，水果中的许多成分均是水溶性的，如维生素C，以及可降低血液中胆固醇水平的可溶性植物纤维——果胶等。其次，饭前吃水果有利于健康饮食“八分饱”的把握。水果是低热能食物，先进食低热能的食物，就比较容易把握总的摄入量。第三，先吃水果可缩短其在胃中的停留时间，降低其氧化腐败程度，减少可能对身体造成的不利影响。

（3）控制食盐和油脂的摄入：中国传统饮食虽有很多好处，但盐的使用量是过多的。目前，我国有18%的人口患有高血压，吃得太咸是一个重要原因。吃得太咸还会破坏胃黏膜的黏液保护层，引起胃溃疡、胃炎、胃癌。

近年来，居民膳食中肉、油脂类的量及比例明显增加，此类食物是高热能食物，而摄入高热能食物过多又是形成肥胖的基础，也是造成高脂血症、冠心病、高血压、糖尿病、脂肪肝等“富贵病”

的直接原因。因此，要防治这些疾病，首先要减少油脂的摄入量。

（4）多吃水果和饮用适量牛奶：很多人，特别是男性普遍认为水果是零食，所以平时很少进食水果。要进行膳食成分的科学调整，首先就应增加水果的进食量，使水果成为每日必不可少的饮食成分。

发达国家的居民是“终生不断奶”的，而在我国一般只有儿童饮用牛奶，大多数成年人从不喝牛奶。很多人吃钙片补钙，但药补不如食补，牛奶是天然的最好吸收的钙源。因此，居民膳食中应每日补充300毫升牛奶。

4. 微量元素与老年人身体健康有什么关系

在机体内含量少于0.005%的元素，称为微量元素。到目前为止，已被确认与人体健康和生命有关的必需微量元素有18种，即铁、铜、锌、钴、锰、铬、硒、碘、镍、氟、钼、钒、锡、硅、锶、硼、铷、砷。它们在体内不能自行合成，必须直接或间接由土壤供给。

微量元素与人体健康有密切关系，其摄入过量、不足或缺乏都会不同程度地引起人体生理异常或发生疾病。

每种微量元素都有其特殊的生理功能。尽管微量元素在人体内含量极小，但它们对维持人体的新陈代谢却是十分必要的。一旦缺少了这些必需的微量元素，人体就会出现疾病，甚至危及生命。国外曾有报道，机体内铁、铜、锌含量减少，均可减弱免疫机制，降低抗病能力，使机体易受细菌感染，感染后的死亡率亦较高。微量元素在抗病、防癌、延年益寿等方面都起着不可忽视的作用。

（1）铜元素：老年人由于胃肠道消化吸收功能下降，摄入的食物中铜的利用率低；另外，老年人牙齿脱落，导致食物咀嚼不充分，也影响了铜的吸收，因而容易发生铜缺乏症。当人体缺铜时，脑细胞中色素氧化酶减少，活力下降，从而使人出现记忆力减退、思维混乱、反应迟钝，以及步态不稳、运动失常等。若长期缺酮，会造成动脉硬化，导致冠心病的发生。医学研究已证实，铜元素在抗衰老、保护皮肤及头发、防治癌症等方面均有一定的作用。此外，老年贫血患者在用铁剂治疗效果不佳时，应想到体内是否缺铜。

老年人要预防铜缺乏症，关键是要多摄入一些富含铜的食物，如虾、牡蛎、海蜇、鱼、蛋黄、肝、番茄、豆类及果仁等。维生素C不宜在饭后立即服用，因为维生素C可妨碍铜的吸收；同样，饭后立即吃水果，也会妨碍铜的吸收。

（2）硒元素：人体如果缺硒，将造成主要器官功能失调，可引发40余种疾病，如癌症、冠心病、动脉硬化、糖尿病、白血病和病毒性肝炎等。

美国学者研究发现，在满足营养需要的情况下，每天补充100～200微克硒，对免疫功能具有显著的刺激作用，可防止人体免疫力下降。据流行病学调查，补硒能明显减少中老年常见的前列腺癌、肺癌和肝癌的发生。中国营养学会指出，成年人每天硒的摄入量应为50～250微克。而我国平均每人每天硒的摄入量不足40微克。因此，补硒对我国居民来说特别重要。谷物、肉类、海产品中硒含量高。除缺硒地区外，一般膳食中不缺硒元素。

（3）铬元素：人体缺铬将造成血中胆固醇和三酰甘油含量增高，从而增加心血管病的发病机会。铬是胰岛素的辅助因子，能增强胰岛素的作用。胰岛素缺乏时糖耐量降低，补充铬可改善糖耐量。研究证明，维持良好的铬营养，有利于预防和延缓2型糖尿病的发生。铬还是核酸类（DNA 和 RNA）的稳定剂，可防止细胞内某些基因物质的突变并预防癌症。

铬在人体内的含量随着年龄的增长而减少。50 岁后体内铬的含量就变得非常低。另外，现代人不喜欢吃粗粮，而改吃精加工的大米白面。粮食在精加工时，不仅丢失了必需的微量元素铬，还丢失了许多维生素。铬的主要食物来源有胚芽米、米糠、苹果皮、葡萄干、红糖、海产品、啤酒酵母、贝类、动物尾巴、蘑菇、小鸡、河虾等。红糖中铬的含量比白糖高 6 倍；胚芽米中铬的含量比大米高 10 倍。实际上，人体所需铬的含量极微，老年人每天补充 250 微克铬就可以了。最简单的补充铬的方法是，减少食用精米白面，尽可能以糙米、胚芽米、标准面粉为主食。

（4）锌元素：缺锌是当前一个普遍的营养问题。对于老年人来说，锌营养的重要性在于：① 锌与机体免疫功能有密切关系。免疫功能减退是衰老的重要表现之一，也是老年人易患感染性疾病和肿瘤的原因。② 锌具有抗氧化剂功能。自由基损伤是促进衰老的一个重要因素，老年人清除自由基的能力减弱，自由基引起脂质过氧化，形成过氧化脂质，破坏生物膜，导致细胞死亡。锌具有抗氧化功能，能保护生物膜的结构和功能。锌可推迟细胞衰老，延长细胞寿命。③ 老年人常见的一些症状，如食欲缺乏、味觉减退、皮肤和黏膜的溃疡不易愈合、暗适应能力下降等都与缺锌有一定关系，补锌往往可使这些症状得到改善。

预防老年人缺锌的最好方法是食物多样化，荤素搭配，注意平衡膳食。老年人应该注意饮食平衡，适量吃些动物性食物。含锌量最高的食物是牡蛎，其他如牛肉、牛奶、鸡肉、鸡肝、蛋黄、贝类、花生、谷类、豆类、马铃薯、红糖中都含有一定量的锌。

对于那些有明显缺锌症状，患有慢性病或手术后的老年人，则需进行积极治疗，应按医嘱及时服用补锌药物，如葡萄糖酸锌等。

此外，人体常量元素镁具有激活人体内约300种酶的作用，还具有控制肌肉收缩、抑制神经兴奋、调节体温和血压的作用，因此缺镁会引起一系列代谢失调并导致多种疾病。现代医学研究证实，镁能抑制胆固醇形成，辅助治疗心绞痛，预防冠心病和高血压等疾病。如果缺镁，就不能很好地控制肌肉的收缩，容易出现手脚颤抖的现象；如果血管出现这种情况，会导致心绞痛和心肌梗死。镁能增强淋巴细胞的活力，提高免疫力，从而增强抗肿瘤的活力。补充镁还能预防感冒，促进伤口痊愈。

值得注意的是，镁是比钙更容易缺乏的无机盐（矿物质），特别是容易紧张的人、吃加工食品和喜欢饮酒的人，以及在外就餐机会多的人更易缺镁，必须积极摄取镁。另外，钙和镁的摄取比例为2∶1较为理想，比例失调也会影响各自的吸收和利用。含镁较多的食物有海带、菠菜、蛋黄、肉、海产品、香蕉，以及花生等多数坚果。小麦中含镁十分丰富，但被加工成精面粉后，镁几乎全部损失。

因各种食物含微量元素多少不同，为预防微量元素缺乏，老年人应吃由多种食物组成的混合膳食，不能偏食、挑食。

5. 老年人为什么食用植物油也要适量

脂肪是人体必需的营养物质，在限制脂肪摄入量的前提下，也应该考虑到身体对各种脂肪酸，尤其是必需脂肪酸（人体自身无法合成，必须从食物中获取的脂肪酸）的需要。

有些老年人以为植物油可以随便吃，这是错误的观点。如植物油中的椰子油，其饱和脂肪酸含量较高，应少吃或不吃；花生油、菜子油，不会增加血胆固醇水平，可以适量食用；营养学专家推荐选用大豆油、玉米油、芝麻油及葵花子油，这些油中多不饱和脂肪酸含量较高，有利于降低血胆固醇水平。

一般人到底每天摄入多少烹饪油比较合适呢？这与一个人每天应摄入的总热能有关。目前，我国城市居民每人每天油脂平均摄入量已近50克，是世界卫生组织推荐量（25克）的2倍。俗话说，“一胖百病生”。肥胖使高血脂、高血压、糖尿病、冠心病、脑梗死等“富贵病”的发病率急剧上升。

值得注意的是，植物油也不能吃得太多，还要警惕饮食中那些看不见的脂肪，如荤汤、干果、奶及奶制品、烘烤食品等。民间常讲，“青菜豆腐保平安”，而麻辣豆腐、红烧素鸡等都是在油里浸泡过的，这样的豆制品吃多了，脂类也会超量。鱼类虽然是低脂食物，但采用油炸或油煎的烹饪方式，也使其变成高脂食品了。

此外，当植物油经过长时间的加热后，其所含的不饱和脂肪会变成饱和脂肪，譬如用来炸油条、炸鸡、煎葱油饼所用的植物油，由于反复的加热作用，生成对血管不利的饱和脂肪。因此，煎炸食品应少吃或不吃。炒菜时，在油热后即可放入菜，莫等油烧到过热。

6. 老年人进食膳食纤维有何讲究

在正常情况下，人们每天只要适量吃些蔬菜、瓜果和粗粮，就可以满足对膳食纤维的需要。对于糖尿病患者，一次性大量进食过多的膳食纤维，可能导致低血糖反应。

鉴于我国成年人平均每人每天膳食纤维摄入量不到10克，大大低于健康需要量（每天25～30克），故强调要多食膳食纤维，但进食高纤维食品也要适量。

由于市场的需要，各国都开发了富含膳食纤维的功能食品，主要有谷物、豆类、果蔬、微生物多糖和其他天然膳食纤维、合成膳食纤维、半合成膳食纤维6大类。但是从经济实用和安全方便出发，我们应该更多地从饮食结构方面着手，在满足机体营养均衡的前提下，保证膳食纤维的摄入。科学的做法是粗细搭配，一般的比例为1份粗粮＋3～4份细粮。这样既能发挥粗粮的功效，又避免了粗粮进食过多而产生不良反应。

对于想减肥又不想饥肠辘辘的人来说，高纤维素膳食是很好的选择。需要强调的是，纤维素并不影响人体对维生素的吸收，但对铁、钙、锌等二价元素的吸收会产生一定的影响。

进食高纤维素食物时，要及时补充水分。高纤维素食物进入胃肠道后，需要借助水分推动。若缺少水分，胃肠蠕动较慢，则容易导致便秘或干便。还有不少高纤维素食物会形成粪石，造成肠道梗阻。总之，进食高纤维素食物时，应不过量摄取，细嚼慢咽，补充足够的水分；可以逐渐增加杂粮在白米中的比例，煮饭时可多加一点水，让杂粮饭或糙米饭柔软些；叶菜类则可以切细一点，以利于咀嚼。

7. 老年人如何合理安排一天的膳食

（1）重质莫重量：老年人应少吃高热能、高脂肪的食物；切忌过饱，八成饱足矣；少吃含盐高的食物；不要忽视蛋白质的摄取；要多喝水，以防便秘。老年人常选择易咀嚼的食物，而疏于蔬菜、水果的摄取，这会造成营养不均衡，引起纤维素及维生素的缺乏。总之，不要偏食，做到粗细搭配、荤素兼食、以素为主。

（2）重早莫重晚：也就是说要重视早餐和午餐，而晚餐则要吃得少。丰盛的晚餐将会使人发胖，糖尿病、胆石症、冠心病也将接踵而来。正确的做法是，早餐不但要吃好，而且要早点吃，与午餐的间隔时间不要太短；同时，午餐也不要怕麻烦而吃些现成的食品（如零食、罐头食品、瓶装饮料等），长期食用这些食品，会造成高胆固醇、高血压等。早餐除了馒头、蛋类、肉食、奶类之外，还应搭配一些新鲜蔬菜，以达到营养均衡。

（3）重食莫重补：人吃五谷杂粮，只要均衡摄取，人体所需的营养是足够的。市售的很多补品或保健品，对正常饮食的人是不必要的，若服用过量，反而有损健康。当然也不能忌补，但进补者要遵守中医学辨证施治的原则，在医生指导下进补。补品并非药品，更不能包治百病。营养学家认为，自己动手，食补最佳。

此外，老年人要重视补水，每天不要少于 8 杯水（250 毫升 / 杯），晚上睡觉前和清晨起来后必须要喝杯水。人到老年，口渴中枢神经功能减弱，对喝水的欲望感觉迟钝，甚至毫无口渴感。因此，如果仅凭口渴不渴来决定是否饮水会影响摄入水量，导致实质上的“缺水”。

8. 老年人晨起喝杯水有什么讲究

“晨起空腹一杯水，滋润身心长精神”。但晨起喝什么水、怎样喝水、喝多少水，还是有讲究的。晨起饮水好处多，一是能补充水分；二是能防止便秘；三是能冲刷胃肠道；四是能清醒大脑；五是能美容养颜，晨起饮水有助于机体排出体内毒素，滋润肌肤。晨起一杯水有如此多的好处，那么是不是早上起床后随便喝杯水就可以了？众多的研究发现，新鲜的白开水是最佳选择。白开水是天然状态的水经过多层净化处理后煮沸而来，微生物已经在高温中被杀死，而水中的钙、镁元素对身体健康是很有益的。有研究表明，含钙、镁等元素的硬水有预防心血管疾病的作用。水的温度有讲究，研究发现，煮沸后冷却至20～25℃的白开水具有特异的生物活性，容易透过细胞膜，促进新陈代谢，增强人体免疫功能。一般建议晨起空腹喝杯30℃以下的温开水，这样不会过于刺激胃肠道的蠕动，不易造成血管收缩。有的老年人喜欢早上起床以后喝存放在冰箱里的水，其实早上喝这样的水是不合时宜的，因为此时胃肠都已排空，过冷的水会刺激肠胃，引起不适。晨起喝水，喝与室温相同的白开水最佳，天冷时要喝温开水；夏天，胃肠好者可以喝凉开水，但要尽量避免对胃肠道的刺激。健康人每天至少要喝7～8杯水（约2.5升），运动量大或天气炎热时，饮水量就要相应增多。清晨起床时是新的一天身体补充水分的关键时刻，此时喝300毫升的水最佳。清晨喝水应该是空腹喝，也就是在吃早餐之前喝水，否则就起不到促进血液循环、冲刷肠胃等效果。最好小口慢慢喝水，因为饮水过多过快对身体是非常不利的，可能引起血压降低和脑水肿，导致头痛、恶心、呕吐。

9. 老年人经常喝牛奶有哪些好处

20世纪80年代，日本提出“一杯奶强壮一个民族”的口号，经过几十年的努力，其国民健康水平大大提高，99%的小学生都饮用学生奶。而在我国，11～14岁的少年身高平均比日本同龄少年矮2～3厘米，其主要原因可能与国人没有养成“终生不断奶”的习惯有关。殊不知，从儿童到成人（包括老年人），喝奶的好处多多。

（1）每天喝500毫升牛奶，即可满足人体一天对钙需求量的一半，可谓补钙的最好来源，对防治骨质疏松症极为有益。

（2）饮食中钠盐摄入过多与高血压的发生有密切关系，但如果常喝富含钙的牛奶，就可以抵消钠的作用，使血压保持稳定。

（3）常喝牛奶能抑制肠道中的致癌物，提高人体免疫功能，从而起到防癌作用。

（4）牛奶中含有钾，可使动脉血管壁在血压升高时保持相对稳定，减少脑卒中的危险性。

（5）牛奶中含有各种免疫活性因子，因而具有医疗保健功效。

（6）牛奶中的碘、锌和卵磷脂能提高大脑的工作效率。

（7）牛奶可阻止人体吸收食物中的重金属铅和镉。

（8）牛奶中的镁能增加心脏和神经系统的耐疲劳能力。

（9）牛奶中的锌能促进伤口愈合。

（10）牛奶中含有左旋色氨酸等物质，睡前饮用有促进睡眠的作用。

（11）牛奶中的维生素B_2可提高视力。

（12）牛奶中的铁、铜和维生素A有美容作用，使皮肤光滑。最近，科学家们还发现牛奶中有抑制胆固醇的成分。

老年人长期饮用牛奶，能强身健体，延年益寿。但是，牛奶中所含的蛋白质绝大部分是不易消化的酪蛋白；牛奶脂肪球大，含低价挥发性脂肪酸较多，除不易消化外，对肠道有一定的刺激作用；此外，牛奶还易受细菌污染。因此，患有消化系统疾病（如胆囊炎和胰腺炎）者，应慎用牛奶，或用营养丰富的麦乳精代替。

喝牛奶的最佳方法是将不放糖的牛奶与咸饼干、面包一起吃，细嚼慢咽，使口腔中的唾液与牛奶充分混合后下咽，这样最容易消化吸收，最大限度地发挥牛奶的营养价值。

10. 含反式脂肪酸食品对老年人有哪些危害

反式脂肪酸是一类植物油，又称为氢化植物油，是用加氢的方法使植物油凝固，不但使油性质稳定，而且口感特别好，常作为添加剂加入食物中。但是，反式脂肪酸引发癌症、冠心病的作用远远超过动物油，老年人应尽量少吃它。

反式脂肪酸最大的危害在于影响心脑血管健康。专家指出，反式脂肪酸没有什么最低无害剂量，因为人体根本不需要它。长期摄入反式脂肪酸还有很强的“催胖”效果，俗话说“一胖百病生”。此外，近年的研究已经证实，反式脂肪酸能影响胰岛素受体的功能，从而对2型糖尿病的预防和治疗产生不利影响。研究人员还认为，大量摄取反式脂肪酸不仅加速心脏动脉硬化，还促使大脑动脉硬化，因此容易造成大脑功能的衰退。老年人大量食用反式脂肪酸，容易引发老年痴呆症。

世界卫生组织把富含反式脂肪酸的食物纳入垃圾食品。那么，什么食品富含反式脂肪酸呢？很简单，在加工食品中，凡是口感好、油腻的食品几乎都会含有大量的反式脂肪酸，诸如各种中西糕点、油炸类食品等都富含反式脂肪酸。天然的油类只含有很少的反式脂肪酸，但反复回锅的油或炸过食物的油就含有很多的反式脂肪酸。

11. 老年人要经常吃哪四种长寿菜

（1）海带：海带具有较高的营养保健价值。研究发现，海带中的钙具有防止血液酸化的作用，而血液酸化正是导致癌变的因素之一。海带中的有机碘有类激素样作用，能提高人体内生物活性物质的功能，从而发挥其降血糖、降血脂的作用。海带含有丰富的钾，钾有平衡钠摄入过多的作用，因此能防治高血压。

食用方法：将海带泡发好，放入砂锅中再加入一点淡菜，煲至熟后，加入适量的蒜末、橄榄油及食盐，调煮成海带汤后即可食用；或与排骨一起煲汤亦可。

（2）香菇：香菇是食用菌中的上品，素有“蘑菇皇后”之称。它含有30多种酶和18种氨基酸，其中包括人体所需的8种氨基酸。

食用方法：将香菇与冬笋或鸡鸭等一起烹饪食用。

（3）蕨菜：蕨菜素有“山菜之王”的美称，富含蛋白质、脂肪、糖类、无机盐和多种维生素。

食用方法：将蕨菜洗净，用开水焯一下即可炒食或煮汤；还可将其稍加蒸煮，晒干后存放，食用前再用水浸泡。蕨菜味甘性寒，脾胃虚寒者不宜多食。

（4）马齿苋：民间又称马齿苋为“长命菜”，它除含有蛋白质、脂肪、糖类、膳食纤维及钙、磷、铁等多种营养成分外，还含有大量去甲肾上腺素和钾盐，具有降血糖、降血压、保护心脏的作用。药理实验证实，马齿苋对痢疾杆菌、大肠埃希菌和金黄色葡萄球菌等多种细菌都有较强的抑制作用，有“天然抗生素”的美称。

食用方法：选用马齿苋幼嫩多汁的茎，除去须根，洗净后用沸水煮熟，再用盐渍一下，用凉开水洗净后挤干水分即可。马齿苋可用肉丝烹炒，亦可和蛋、肉丝等做成羹汤食用。

12. 老年人“吃葡萄不吐皮”对身体有什么好处

相声中经典的绕口令：“吃葡萄不吐葡萄皮，不吃葡萄倒吐葡萄皮。”不吃葡萄怎么吐葡萄皮呢？只不过取笑而已。但“吃葡萄不吐葡萄皮”这句话其实很有科学道理。

科学家经过检测发现，葡萄皮、籽中含有纤维素、有机酸、脂肪和无机盐等，并富含强抗氧化物黄酮、白藜芦醇及花色素、单宁等物质，能有效清除人体内多余的自由基；还能使血液中的高密度脂蛋白含量增高，降低低密度脂蛋白的含量，对防治脂肪肝十分有利。白藜芦醇具有极强的抗癌能力，并且能预防老年痴呆症。花色素具有增强人体免疫功能及延缓衰老的作用。葡萄皮的颜色越深，黄酮和白藜芦醇的含量越高。因此，当您吃葡萄时，一定要记住不吐葡萄皮。可把葡萄洗干净后，连皮带籽一起吃，仔细咀嚼后再咽下，这样更利于营养物质的充分吸收，起到护肝、防治动脉硬化和防癌等诸多作用。

13. 老年人常食红薯对身体有什么好处

红薯，又名山芋、地瓜、甘薯等，富含蛋白质、淀粉、果胶、纤维素、氨基酸、维生素及多种无机盐，有“长寿食品”之誉。具有抗癌、保护心脏、预防肺气肿、减肥等功效。

《本草纲目拾遗》等古代文献记载，红薯有“补虚乏，益气力，健脾胃，强肾阴”的功效，使人“长寿少疾”。红薯味甘，性平。归脾、肾经。能补中和血，益气生津，宽肠胃，通便秘。适用于脾虚水肿、疮疡肿毒、肠燥便秘。

由于红薯是甜的，很多人认为吃红薯会使人发胖，其实恰恰相反，吃红薯不仅不会发胖，反而能够减肥、健美、通便排毒。每 100 克鲜红薯仅含 0.2 克脂肪，产生 99 千卡热能，约为等量大米的 1/3，是很好的低脂肪、低热能食品，同时又能有效地阻止糖类变为脂肪，有利于减肥、健美。红薯含有大量膳食纤维，在肠道内无法被消化吸收，能刺激肠道，增强蠕动，通便排毒，尤其对老年性便秘有较好的疗效。吃红薯时注意一定要蒸熟煮透。食用红薯不宜过量，湿阻脾胃、气滞食积者应慎食。

此外，红薯中所含的黏液蛋白，是一种多糖和蛋白质的混合物，能保持心血管壁的弹性，防止动脉粥样硬化的发生。最近研究发现，红薯中含有一种称为脱氢表雄酮的物质，对肠癌、乳腺癌有一定的防治效果。

14. 老年人经常食醋对身体有什么好处

醋不但是一种调味品，而且能生津开胃，增进食欲。吃水饺时，蘸点醋会感到爽口味美；烧鱼或煨排骨时适当放些醋，会使食物中所含的钙、铁、磷等溶解出来，有利于老年人消化吸收。醋还有解毒杀菌作用，食用蟹、虾时蘸点醋吃，可抑制肠毒素对人体的影响，预防急性胃肠炎；在菜（尤其是凉拌菜）中加点醋和蒜可预防肠道传染病。

老年人容易失眠，用一汤匙醋兑一杯凉开水饮下，会很快进入梦乡。含漱陈醋煮花椒水可治牙痛。醋煮花生仁或黄豆，具有降血脂、降血压的功效，是高脂血症、肥胖症、高血压和冠心病患者的佳肴。用醋泡过的鸡蛋，食后可治疗某些神经性皮炎。用棉签蘸点醋涂在鼻孔内可以防治感冒。醋具有降低过氧化脂质、抑制皮肤衰老的功效。老年人随着年龄的增长，胃酸分泌会相应地减少，用醋来调味佐餐，能弥补胃酸不足，但胃酸过多的溃疡病患者应除外。

患有糖尿病的老年人爱食醋有好处，因为醋会减慢酶分解糖类的速度，使食物在胃里不会消化得太快；醋酸还可以促使葡萄糖储存在肌肉细胞里，具有明显的降血糖效果。

老年人外出旅游，备茶的多，带醋者甚少，其实醋在旅途中往往是不可缺少的。如晕车、晕船的人，在出发前喝上一小杯加入食醋的温开水，可防止途中晕吐的发生。在洗澡水中加入适量的醋，浴后可减轻旅途中的疲劳。

15. 老年人如何科学饮食控制体重

（1）少食多餐。养成多餐次、少餐量的饮食习惯可防止肥胖。

（2）多吃水果、蔬菜，不仅使人有饱腹感，而且还会为人体提供充足的无机盐和维生素。

（3）坚持锻炼。长时间运动能消耗体内的脂肪，短时间运动只能消耗糖类。为了达到减肥的目的，运动时间每次不能少于30分钟。

（4）定量进食。每餐只吃七分饱，并做到少吃或不吃甜食、冷饮、肥肉、动物内脏和含脂肪多的干果。

（5）适量增加蛋白质，如鸡、鸭、牛奶、瘦肉、鱼肉、大豆及豆制品。

（6）经常食用海带、冬瓜等减肥佳品。

（二）饮食防病

1. 高血脂老人为何不能长期以素食为主

高血脂者提倡以素食为主，但长期食素可能适得其反，易引起内生性胆固醇增高。

高脂血症的饮食治疗目的是减少血浆胆固醇和三酰甘油，具体措施为：以五谷杂粮为主食；以鱼类、大豆及豆制品为蛋白质主要来源；食油以豆油、花生油、菜子油、芝麻油等植物油为主，并限量使用；宜低盐饮食；多选择具有降脂作用的新鲜果蔬，适当增加膳食纤维的摄入；多喝绿茶，少喝或不喝加糖的饮料；限制高脂肪高胆固醇类饮食，如动物脑髓、蛋黄、鸡肝、黄油、奶油等，脂肪摄入量每天限制在 30 ～ 50 克。

不宜采用饥饿疗法，过度饥饿反而会使体内脂肪加速分解，使血中脂肪酸增多。在调整饮食结构的基础上，辅以适度的体育锻炼，可有效改善高脂血症。

2. 为什么老年人要常吃鱼

健康长寿常吃鱼。世界上吃鱼最多的是爱斯基摩人，他们是世界上最健康的人，其高脂血症、心脏病、高血压、风湿性关节炎患病率很低，特别是无人患糖尿病。日本是世界长寿之国，有一个十分重要的原因是日本人普遍喜欢吃鱼。

经常吃鱼可降血脂。有研究证明，吃鱼比单纯吃素更能持续降低血脂水平。鱼肉是所有动物肉类中最容易为人体消化和吸收的肉类，利用率高达 96% 左右。鱼肉中含有丰富的优质蛋白质，有多种人体必需的氨基酸，其组成比例更适合人体所需。最近的研究结果表明，长期低蛋白饮食可增加老年人脑卒中的发病率。老年人经常吃鱼类，可对脑卒中起到预防作用。同时，充足的优质蛋白质可以延缓人体的衰老过程，对延年益寿颇为有利。鱼类的不饱和脂肪酸可防治动脉硬化，对冠心病、脑血栓形成、脑出血等严重疾病都具有防治作用。特别是已确诊为动脉硬化的中老年人，更应把吃鱼当成饮食疗法的一项重要内容。一般情况下，每周吃1～2次鱼为好，有条件的每1～2天吃一次更好。

3. 血脂异常的老年人能否吃鸡蛋

传统观念认为，血清胆固醇水平升高是冠心病的危险因素。近年来人们认为，平衡的营养无须惧怕胆固醇。若不吸烟，血压不高，仅是血清胆固醇水平升高，并非人们所想象的那样可怕；相反，血清胆固醇水平低下，则可能有预想不到的后果，如突发性心脏病和癌症等。

血脂高者也应吃鸡蛋。一般患动脉粥样硬化和冠心病的人血中胆固醇都有所增高，所以不少人害怕吃鸡蛋，尤其认为吃蛋黄会促进动脉粥样硬化。其实，这种担心是不必要的。许多学者认为，食用蛋黄非但无害，而且对心血管系统具有特殊的保护作用。蛋黄中的卵磷脂对脂肪的运转和代谢起着重要的作用。卵磷脂是一种很强的乳化剂，可以使胆固醇和脂肪乳化为极细的颗粒，使其透过血管壁，为机体组织所利用，从而降低血中胆固醇的浓度。因此，血脂高者也应隔天吃1个鸡蛋，以补充身体对优质蛋白的需要。

有最新报道，对于70岁以上的老年人，胆固醇对预警冠心病的意义几乎消失；65 岁以上的老年女性，血胆固醇升高与冠心病无任何关系。医学专家指出，75 岁以上的老年人体内胆固醇含量适当高一些并非坏事，其寿命反而比胆固醇含量低的老年人高。所以，胆固醇并非有害无益，不必谈“蛋”色变。

但是，吃鸡蛋也要适量，多吃不但不容易消化吸收，而且胆固醇增加过多对身体也是不利的。同时，鸡蛋不能生吃，吃生鸡蛋容易造成病菌感染，也不容易消化吸收。开水冲蛋花、米酒冲蛋、豆浆冲蛋花都是不科学的，也是不可取的。

4. 老年高血压患者为何要进食富钾食品

最近有研究报道指出，高血压的典型特征是动脉壁增厚，但当给予足量的钾后，动脉壁便不再增厚，这主要是因为钾对血管有保护作用，可防止动脉壁不受血压的机械性损伤，从而降低了高血压和脑卒中的发病率。更有趣的是，在一些较原始的地区，人们以“草木灰”（含氯化钾）代替食盐，由于他们采用低钠高钾膳食，所以血压很低。美国东南部的黑种人习惯低钾饮食，他们的脑卒中发病率比美国其他地区的平均水平高 18 倍。这些均证实了钾与血压有密切关系。临床试验证明，钾离子可促进新陈代谢，促进钠离子排出，扩张血管，降低血压。高钾食物有降低血压、防止动脉胆固醇沉积、预防脑出血，以及保护肾脏和心脏的作用。

由此可见，高血压患者适当增加钾的摄入量是有益的。有些高血压患者由于持续服用利尿药降压，使排尿增多，钾随之排出，发生低血钾的可能性更大，因此服用这类药物治疗的患者，更应注意补钾。

补钾的方式主要分药补和食补两类。药物补钾，常首选氯化钾，主要适用于服用利尿药降压治疗的患者；食补则适用于所有高血压患者，包括轻度高血压，尚未服用降压药物治疗的患者。含钾丰富的食物主要有猪瘦肉，牛肉，鱼类及其他海产品，香蕉、桃等新鲜水果，甘蓝、卷心菜、白菜、油菜、黄瓜、西红柿、土豆、豆类等蔬菜，以及杏干、葡萄干等干果。

5. 老年冠心病患者如何合理饮食

老年冠心病患者应该选择脂肪和胆固醇含量较低，含有丰富维生素、膳食纤维及微量元素的食物。主食应选燕麦、玉米、荞麦、大豆、红薯、绿豆和花生等。少食肥肉、猪油、黄油等，宜选鸡肉、兔肉、鱼类和海参等。胆固醇的摄入量一般每人每天不超过300毫克。多吃新鲜水果、蔬菜，如白菜、胡萝卜、茄子、洋葱、苹果、香蕉、柑橘、葡萄、西瓜等。多吃谷类，特别是粗粮。食用植物油或鱼油。少吃或不吃糖类（如葡萄糖、蔗糖等）食物。每天摄入食盐量减少至5克以下。少饮酒，每天摄入量不得超过30克。多饮茶，绝对要戒烟。

老年冠心病的发病常与饮食密切相关，一般认为老年冠心病患者每天适宜的配餐为：牛奶或酸奶200克左右，绿色蔬菜360克，豆制品100克，鱼肉90克左右（或瘦肉100克左右），主食200～300克，海带、紫菜20克。鸡蛋每周2～4个。最好少吃多餐，每天3～5餐为宜，并注意不可吃得太饱。食谱举例：早餐，牛奶190克，大米粥25克，馒头40克，芹菜拌白豆腐干适量。中餐，大米饭150克，以及清蒸鱼、香菇炒小白菜、西红柿豆腐汤适量。晚餐，小米粥适量，馒头90克，以及洋葱炒牛肉丝、绿豆芽炒青蒜适量。

6. 老年人如何合理节食减肥

节食减肥要有“度”，必须注意宜与忌，年老体弱者更应该注意。

（1）6个“宜”

① 摄取营养宜均衡。鱼类、贝类、海藻类、蛋类、乳制品（无糖）、豆类、油类、蔬菜、瓜果，这9种食物营养均衡，才能发挥细胞新生的作用，否则不能达到健康减肥的目的。

② 进食宜细嚼慢咽。充分的咀嚼可以兴奋大脑饱食中枢，不至于过量摄入脂肪和糖类，防止饮食过量。有专家建议，每口饭菜咀嚼30次左右，每餐至少咀嚼800次以上。

③ 每餐间隔宜大于6小时。每次进餐后，应避免马上卧床休息，应积极从事各种日常活动，散步或做家务，但不宜剧烈活动。不要拘泥于用餐时间，不饿不必勉强吃，吃也只吃八分饱。

④ 宜多吃含纤维素多的食物。饮食应粗细搭配，蔬菜占食物的一半以上，这样不但可补充各种维生素、无机盐，也可防止便秘，有利于减肥。

⑤ 宜多喝水。凉开水是很好的新陈代谢促进剂，如果没有肠胃病又想减肥的话，一天不妨尝试喝上10杯（每杯250毫升）水；或者每天喝1500～2000毫升茶水，用来“燃烧”体内的多余脂肪。

⑥ 饮食宜清淡。烹调时应少放油、盐和味精，不要放糖。少吃油炸食品。要改变烹调方法，以煮、凉拌、蒸等方法为好。

（2）12个“忌”

① 忌在宴会中大吃大喝。

② 忌偏食（喜欢吃的东西就多吃，不喜欢吃的东西就不吃或吃得少）。

③ 忌一边吃饭，一边看电视、读书报。

④ 忌身边总备零食，想吃就吃。

⑤ 忌贪吃美味佳肴。

⑥ 忌以大吃一顿来平复不良情绪。

⑦ 忌将剩下的菜汤一扫光。

⑧ 忌经常嚼口香糖。

⑨ 忌不吃主食和不注意均衡饮食。

⑩ 忌吃鸡皮或猪皮。

⑪ 忌因减肥效果不好而丧失信心或自暴自弃。

⑫ 忌依赖减肥药。

7. 血脂异常的饮食治疗方案是什么

血脂异常的饮食治疗方案，旨在改变饮食习惯，调整膳食结构。重点是减少饱和脂肪酸和胆固醇的摄入量及控制总热能，同时注意单不饱和与多不饱和脂肪酸的比例，具体方案如下。

（1）保持热能均衡，不偏食，切忌暴饮暴食，改变晚餐丰富和入睡前吃夜宵的习惯。

（2）主食以谷类为主，粗细搭配，可适当增加玉米、燕麦等成分。保持糖类在提供总热能的55%以上。

（3）增加豆类食品，提高蛋白质利用率，建议平均每天摄入干豆30克以上或豆腐干45克、豆腐75～150克。

（4）增加脂肪含量较低而蛋白质含量较高的动物性食物，如鱼、禽、瘦肉等，减少陆生动物脂肪。食用油以植物油为主，每人每天以25～30克为宜。

（5）减少饱和脂肪酸，增加不饱和脂肪酸，如以人造奶油代替黄油，以脱脂奶代替全脂奶，使饱和脂肪酸供能不超过总热能的10%。

（6）保证每天摄入新鲜水果及蔬菜达400克以上。注意增加深色或绿色蔬菜的比例。减少精米面、糖果、甜食的摄入，以防热能摄入过多。

（7）膳食成分中应含有足够的维生素、无机盐、膳食纤维及微量元素，适当减少食盐的摄入量。

8. 老年糖尿病患者需要禁食甜食吗

饮食控制是糖尿病患者的基础治疗。饮食控制不仅是限制主食和糖，更主要是限制总热能。因此，糖尿病患者能否吃甜食，主要取决于食物的热能。

糖尿病患者主要限制的是葡萄糖、白糖、红糖、含糖饮料及果汁、果酱、各种甜点心、巧克力等的摄入，由于它们含热能高，食用后会明显升高血糖。

糖尿病患者在“总量控制，局部调整”的原则指导下，可以少量进食水果。例如，每天减少25克主食，则可进食150克苹果，或175克桃、200克鸭梨、200克菠萝、200克柑橘、200克葡萄、350克西瓜、75克鲜枣、100克香蕉、100克山里红、125克杏、250克哈密瓜、300克草莓。上述水果所含糖类主要是果糖，虽然甜度较高，但吸收缓慢，所以升高血糖的作用缓慢。而且食用水果可以补充膳食纤维和维生素。

目前，市场上有一些适合糖尿病患者的“无糖食品”，这些食品含甜味剂。甜味剂分含热能和不含热能两种，前者主要含果糖、木糖醇和山梨醇等，它们虽然含热能，但吸收缓慢，故可以吃但不可多吃；后者如糖精、阿斯巴甜等，虽不含热能，但能引起机体不良反应，有的可致癌，故现已很少使用。

值得注意的是，有些无甜味的坚果类如花生、瓜子、核桃、杏仁等虽含糖极少，但由于其含热能极高，故应尽可能不吃或少吃。

9. 膳食纤维有哪些功效

膳食纤维也称食物纤维，是植物细胞壁的主要成分，以多糖类物质及木质素为主。它们不能被人体肠道内消化酶消化，但能被肠内的某些微生物部分酵解和利用。膳食纤维通常分为可溶性膳食纤维和不溶性膳食纤维，前者包括果胶等亲水胶体物质和部分半纤维素，能溶于水，并在水中形成凝胶体，主要存在于燕麦、豆类、水果、海藻类和某些蔬菜中；后者包括纤维素、木质素和部分半纤维素，主要存在于全谷物制品（如麦糠）、蔬菜和坚果中。虽然人体不能吸收利用膳食纤维，但它具有不可替代的保健功效。

经常吃粗粮（豆类、玉米、糙米、薯类、全麦面）的人，血脂多正常，血管硬化发生的时间比经常吃精米精面者要晚约10年。血管弹性好，就很少患心脑血管疾病。摄入谷物类膳食纤维还可预防2型糖尿病的发生，研究表明，谷类膳食纤维摄入量少的人，其糖尿病患病率比摄入量多者高2.5倍。归纳起来，膳食纤维有以下功效。

（1）降脂防病：膳食纤维在肠道内能结合胆酸盐，从而增加胆汁的分泌，并促进胆固醇转变为胆汁酸排泄，使血胆固醇降低，有益于预防高血脂。研究证明，燕麦麸、大麦、豆类和蔬菜中的膳食纤维，能降低血浆胆固醇水平，主要是降低有害的低密度脂蛋白胆固醇。血浆胆固醇每下降1%，可减少心血管疾病发生率2%。

（2）减肥：富含膳食纤维的食品是理想的减肥食品。这种食品易于使人产生饱腹感，可以轻松地把饮食总热能摄入量减下来。更重要的是，由于膳食纤维刺激胃肠蠕动，能推动食糜较快地通过小肠，从而减少了小肠对脂肪的吸收，达到减肥效果。

（3）预防糖尿病：膳食纤维对于糖尿病患者的饮食控制是一个好帮手。因为膳食纤维的特点是体积较大，热能较低，可以减轻患者因限制饮食总热能而产生的饥饿感，较易通过控制饮食而降低血糖，使之保持较为正常的水平。

（4）治疗便秘、预防肠癌：如长期便秘，大量毒性物质在人体内积聚，可能引发包括肠癌在内的多种疾病。由于膳食纤维具有很强的吸水能力，能吸收 5 ～ 30 倍于自身体积的水，从而能使粪便的质地变软，体积变大，压迫结肠产生排便反射，使排便轻松。

10. 老年人如何选择食用油

一般认为，偏食动物油，易患高脂血症、动脉硬化、冠心病、脑血管意外等；其实，偏食植物油也有害，因为植物油中的不饱和脂肪酸虽不是致癌物质，但它有促进癌细胞生长的作用。因此，从营养保健角度来讲，还是动、植物油混合吃为好。以植物油为主，辅以动物油，二者比例为 4：1 较为理想。

营养学家认为，橄榄油是最好的油脂，它有以下 4 个优点：① 橄榄油不含胆固醇，含饱和脂肪酸很少。② 含丰富的 ω-3 脂肪酸。ω-3 脂肪酸对健康有益，能降低血液中低密度脂蛋白的氧化，有抗血栓形成的作用；能升高血液中高密度脂蛋白水平，加速胆固醇从体内消除，延缓动脉粥样硬化的形成。③ 橄榄油中含有大量的鲨烯，鲨烯是强有力的抗氧化剂，能清除氧自由基，增强心脏功能，扩张血管，抑制动脉粥样硬化的进展。④橄榄油对抑制肥胖和胰岛素抵抗也具有较好的功效，由于这两种情况与2型糖尿病有密切的相关性，因此以橄榄油为主要脂肪来源可以预防2型糖尿病的发生。

对老年人而言，比较好的办法是花生油、菜子油、粟米油等经常交替吃，这是因为各种油脂所含饱和、单不饱和、多不饱和脂肪酸的比例不一样，变换选择可以取长补短。

茶油具有明显的延缓动脉粥样硬化形成、降低血小板聚集、抑制脂质过氧化的作用，能降低血浆低密度脂蛋白胆固醇及三酰甘油的含量，增加血浆高密度脂蛋白胆固醇的含量，增强机体抗氧化酶的活性，故被誉为“东方橄榄油”。

11. 哪些食物可以帮助女性防病抗病

俗话说，药补不如食补。在日常饮食中注意营养的合理搭配，并适当补充下列食物，有助于女性防病抗病。

（1）经期不适喝些加蜜热奶：下腹疼痛、腰膝酸软、身体倦怠、睡眠不安及情绪烦躁等症状，是女性经期经常遭遇的身体不适。妇产科专家最近发现，女性在月经期间每晚临睡前喝一杯加蜂蜜的热牛奶，可减轻或消除经期的种种不适。因为牛奶中的钾可以舒缓情绪，并具有减轻腹痛、防止感染、减少经血量的作用；蜂蜜中所含的镁可镇定中枢神经，帮助消除经期中的紧张情绪，减轻心理压力。

（2）痛经吃点香蕉：香蕉中含有丰富的维生素 B_6，而维生素 B_6 具有安定神经的作用，不仅可以稳定女性在经期的不安情绪，还有助于改善睡眠、减轻腹痛。

（3）偏头痛多吃含镁食物：偏头痛好发于育龄女性，特别是从事脑力工作的女性。研究发现，一些偏头痛患者的血液中镁含量极低，如果在饮食上注意摄取富含镁的食物，如小米、荞面、豆类、香蕉、坚果及海产品等，可减少偏头痛的发作。

（4）抑郁常吃鱼类：由于受内分泌激素变化的影响，女性比男性更容易出现抑郁情绪。研究发现，经常吃三文鱼、沙丁鱼等富含 ω-3 脂肪酸的鱼类，可帮助女性缓解抑郁情绪及降低抑郁症的发病率。因为 ω-3 脂肪酸具有抗抑郁作用。

（5）雌激素下降摄取豆制品：雌激素是女性体内重要的性激素，当它在血液中的浓度低于正常水平时，会使女性的生殖功能和性功能受到影响，还会使心脏失去雌激素保护。大豆中所含的异黄酮是一种类雌激素物质，可弥补体内的雌激素不足。每天喝 500 毫升豆浆或吃 100 克以上的豆制品（如豆腐、腐竹等），可有效调节内分泌功能，促使雌激素恢复正常水平。

（6）念珠菌性阴道炎多吃大蒜。经常食用大蒜的女性不容易患上念珠菌性阴道炎。因为大蒜中富含蒜素、大蒜辣素等物质，它们是含硫的天然杀菌物质，具有较强的杀菌作用，可抑制白色念珠菌在阴道内的过度生长和繁殖。

（7）乳腺疾病多吃全麦食物：研究发现，育龄女性在饮食中多摄取全麦食品，能使血液中雌激素保持适宜水平，避免雌激素水平过高而引发诸多乳腺疾病。

（8）吃海带防乳腺增生：海带中含有大量的碘，能刺激垂体前叶分泌黄体生成素，促使卵巢滤泡黄体化，降低体内的雌激素水平。因此，经常食用海带有助于防治乳腺增生。

（9）红色蔬果防癌：红苹果、红辣椒等红色蔬果中含有某种天然植物化学成分，可以有效抑制一些妇科肿瘤细胞的生长，同时降低它们对雌激素的反应性，因而具有预防妇科肿瘤的作用。洋葱、紫葡萄等蔬果也具有类似的功效。

研究表明，红葡萄皮和籽中含有一种天然的抗癌物质，可避免雌激素水平过高刺激乳腺组织而使其发生恶变。因此，女性每天喝适量的红葡萄酒（一小杯即可）或吃一些葡萄，有助于预防乳腺癌，同时还可预防心脏病。

（10）高钙饮食防癌：大量调查研究发现，摄取足量钙质的女性比摄取钙质较少者患卵巢癌的概率减少 54%。因为充足的钙质有助于控制癌细胞的生长和扩散。因此，女性应注意适当补充高钙的食物，特别是绝经后妇女和老年妇女每天钙的摄入量应达到 1000 毫克。这就需要每天坚持喝牛奶或吃奶制品，常吃豆制品、虾皮、小鱼、海带及荠菜等食物。

三、适量运动

（一）运动延年

1. 老年人坚持运动可以延缓衰老吗

人们常说："生命在于运动。"80% 的长寿老人是坚持劳动和体育运动的。

（1）适度的运动能促使大脑分泌更多的内啡肽，使人欣快、振奋。中枢神经细胞通过相互沟通信息，给有关的肌肉和器官下达不同的指令，各司其职；同时，大脑的血液循环加快，使大脑获得更多的营养和氧气，增强大脑的功能。

（2）人的寿命长短，在很大程度上取决于其心脏功能的好坏，而心脏的健康状况又与冠状动脉的健康紧密相关。适当的体育运动可以畅通冠状动脉的血流，更好地为心脏输送营养；同时，运动消耗大量的胆固醇，减少或避免动脉硬化的发生，预防心血管疾病。

（3）据测定，人在进行体育运动时的耗氧量是平静时的 1 ～ 2 倍。经常进行体育运动的人，为增加氧气的吸入量，其肺泡数量明显增多，增强了呼吸系统的功能。

（4）人在进行体育运动时，胃肠的蠕动速度会明显加快，胃酸的分泌也会增加，使消化系统的功能得到加强，食欲增加，促进营养物质的充分吸收和利用。

（5）运动可以促进人体多余的脂肪氧化，提供运动所需要的能量，从而控制体重，预防肥胖症的发生。在运动过程中，体内的某些致癌物质随汗水排出，可起到防癌的作用。

（6）运动不仅可以促进胃肠道对钙的吸收，还可以通过肌肉活动给骨骼以刺激，使骨骼能够吸附大量的磷酸钙，增强骨骼的硬度，预防骨折的发生。当一个人长时间不进行体育运动时，肌肉就会萎缩，这不仅会影响其正常的活动，还容易出现肌肉拉伤的情况。因此，为保持肌肉的正常张力，必须经常进行运动。

（7）调查显示，90% 以上的人在进行体育运动后，可以消除疲劳、紧张、焦虑和郁闷等不良情绪，使精神得到明显的放松，有益于身心健康。运动能锻炼意志，增强战胜疾病的信心和毅力，使药物更好地发挥治疗作用。

（8）适量地进行体育运动可以加快人体的血液循环，使皮肤获得更多的营养，避免或延缓皮下组织萎缩、变薄或发生皱裂。

2. 世界卫生组织发布的老年人锻炼五项指导原则是什么

老年人的体育锻炼，除了应选择负荷较小的项目以外，还要量力而行，持之以恒；同时，还应遵循世界卫生组织（WHO）发布的有关老年人锻炼的五项指导原则。

（1）重视有助于心血管健康的运动：如游泳、慢跑、散步、骑车等。当今，心血管疾病已成为威胁全世界老年人的“第一杀手”，老年人有意识地通过锻炼增强心血管功能就显得格外重要。有条件的老年人每周都应进行 3 ～ 5 次、每次 30 ～ 60 分钟的不同类型运动，强度从温和至稍稍剧烈，即增加 40% ～ 85% 的心率，保证心血管确实得到有效锻炼。

（2）重视适度的重量训练：老年人进行适度的重量训练，对减缓骨质流失、防止肌肉萎缩、维持各器官的正常功能均能起到积极作用。老年人应选择轻量、安全的重量训练，如举小沙袋、握小杠铃、拉轻型弹簧带等，而且每次不宜时间过长，以免受伤。

（3）注意维持体能运动的平衡：体能运动的平衡包括肌肉伸展、重量训练、弹性训练及增强心血管功能的运动等多方面的运动。要视个人状况进行搭配，其中最重要的考虑因素是年龄。

（4）高龄老人和体质衰弱者也应参加运动：传统的观念认为，高龄老人（一般指 80 岁以上）和体质衰弱者参加运动往往弊多利少。但新的健身观点却提倡，高龄老人和体质衰弱者同样应尽可能多地参与锻炼，因为对他们来说，久坐（或久卧）不动即意味着加速老化。当然，他们应尽量选择强度较小的运动，如以慢走替代跑步、以游泳替代健身操等。

（5）关注与锻炼相关的心理因素：由于体质较弱、体能较差、意志力减弱或伤痛困扰，不少老年人在锻炼时往往会产生一些负面情绪，如急躁、怕苦、怕出洋相、因达不到预定目标而沮丧等，由此而使锻炼不能达到预定的健身效果，或半途而废。因此，在帮助老年人科学健身和进行健身指导时，还须同时关注他们可能出现的负面情绪。

3. 为什么规律运动更有利于长寿

对于运动与长寿的关系，一直存在着两种截然不同的观点：一种观点认为，生命在于运动，流水不腐，户枢不蠹；另一种观点则认为，生命的最高境界是静养，多动的动物寿命一般都比较短。这两种观点都貌似有理，其实二者都只说对一半。对于老年人，适度的规律运动才是实现健康长寿的最佳选择。

一氧化氮能促使血管扩张并抑制血栓形成，从而改善血液循环。一氧化氮缺乏可能导致糖尿病、心血管疾病，规律运动能够使机体稳定且持续地产生充足的一氧化氮，有效地预防与逆转心血管病和其他疾病。规律运动是良性循环的开始，它可以减轻体重、降低血糖和血压，并使心血管疾病得到缓解。

不健康的饮食和久坐生活方式与一氧化氮缺乏密切相关，而健康饮食和运动与一氧化氮的产生和发挥作用相关。一氧化氮的产生和发挥作用，是一个比较缓慢的过程，运动上的“暴饮暴食”影响其最佳效果的发挥。老年人养成规律运动的习惯是健康长寿的保证。运动量并不需要大，但是要有规律，如每天散步、每周跳 3 次舞或做一些园艺种植活动。老年人每天至少应当参加 30 分钟的体力活动或体育运动。

世界卫生组织指出，对老年人来说，在各项运动中以步行为最好。长期坚持步行锻炼，对维持血压、血胆固醇和体重等处于正常水平很有好处。需要指出的是，体育运动必须适量。对老年朋友来说，过量的运动反而会损害健康，甚至可能造成猝死。

4. 老年人怎样制定运动处方

老年人可根据个人的具体情况和要求制定运动处方，科学地、有选择性地进行锻炼，从而收到满意的效果。

（1）严格进行身体检查：老年人运动前应进行身体检查，对自己的健康状况有一个正确认识和了解，发现潜在性疾患和危险因素，以便引起注意。要注意两点，一是不要认为检查一次就可保多年，在开始运动或增加强度之前，需要有 3 个月之内的体检资料；二是检查要认真对待，不能马虎了事。不能过高地估计自己的体力，过分自信或争强好胜，以免造成伤害事故。必须听从医生的忠告，自觉约束自己，以确保安全。

（2）运动处方要个别对待：运动处方的内容及运动强度必须符合本人身体的实际情况。由于体力及最大心率的个体差异较大，不同老年人不能采取一律的运动负荷。如果按心率与年龄关系的一般公式（220－年龄）机械地制定运动处方是危险的，因为用这种方法预测最大心率，对50%的老年人是不准确的。60岁以上的人，最大心率可高达200次/分以上，也有低至105次/分的人。因此，必须在个人实际测定的基础上，制定个别处方。

（3）选择喜爱并能坚持的运动：老年人在选择锻炼项目时，要结合自身的生理特点、健康状况、锻炼目的及个人兴趣综合考虑。由于老年人血压容易升高，那些需要较强肌力的运动、无氧运动、举重，以及仅限于上肢的较强肌力训练等应当避免。对敏捷性要求较高的运动不可勉强进行，如羽毛球、乒乓球、网球、篮球等，只有具备锻炼基础的人才可以。

适合老年人的运动项目有步行、慢跑、太极拳、上下楼梯、游泳，以及室内加强腰腹部与上肢肌力的练习、骑自行车等。

（4）要合理安排运动量：老年人开始锻炼的强度应比较小，时间应比较短，而且应有6周左右的适应阶段。对于某些老年人，重要的是运动的频度，直到有足够的适应能力，再增加运动强度，并要从低而有效的限度开始，缓慢进行。

（5）做准备活动及整理活动：运动医学和运动训练要求，安全、有效、科学的健身锻炼程序应由4部分组成，即准备活动、有氧运动、徒手或负重的肌力练习、整理活动。由此可见，准备活动和整理活动是体育锻炼时不可缺少的，而且每次锻炼都要充分做好。年龄越大，锻炼前的准备活动越重要。

（二）四季运动

1. 哪些运动适合老年人春季健身

春季，老年人锻炼不要选择高强度的剧烈运动，以免由于过度运动和损耗对人体产生不利影响。

（1）早起伸懒腰：清晨起床，舒展四肢，伸腰展腹，全身肌肉用力，并配以深呼吸，可起到行气活血、通畅经络关节、振奋精神的作用，能解乏、醒神、增气力、活关节，所以提倡春季早起多伸伸懒腰。

（2）平日多散步：春暖花开之际，散步是一种很好的养生保健方法。众多寿星的长寿秘诀之一就是每天要有一定的时间散步，尤其重视春季散步，因为春季气候宜人，万物生发，此时散步更有助于健康。散步不拘形式，应以个人体力而定速度快慢，时间的长短也要顺其自然，应以劳而不倦、见微汗为度。

（3）野外放风筝：春季放风筝是集休闲、娱乐和锻炼为一体的养生方式。踏青出游，一线在手，看风筝乘风高升，随风翻飞，实在是一件快事。放飞风筝时，人不停地跑动、牵线、控制，通过手、眼的配合和四肢的活动，可达到疏通经络、调和气血、强身健体的目的。看风筝高飞，眼睛一直盯着风筝远眺，眼肌得到调节，疲劳得以消除。但要注意，放风筝时要保护颈部，不要后仰时间太长，可仰视和平视相交替。放风筝最好两三人搭伴，选择平坦、空旷的场地，不要选择湖边、河边，以及有高压电线的地方，以免发生意外。

（4）多做户外活动：所谓户外活动，就是指在室外、庭院、公园、大自然中进行的一些运动，如钓鱼、赏花、慢跑、练养生功、打太极拳等。室外空气中有丰富的负氧离子，对预防中老年人骨质疏松症十分有益。

老年人在锻炼中必须注意以下事项。

（1）不空腹锻炼：空腹容易导致体力透支，使血糖偏低，加之早上气温低可引起血管收缩等因素，会有低血糖和心脏病突发的风险。因此，锻炼前应适当喝点糖水或稍微吃点东西。

（2）循序渐进：每天早上锻炼前，先进行一些简单的肢体运动，如弯腰、踢腿、转身、扭头，避免韧带和肌肉扭伤及骨折的发生。

（3）防寒保暖：春季气候多变且早上气温低，要注意保暖。在运动中，不要急于脱衣，应该等运动到一定程度，感觉发热时再减衣。运动出汗后宜洗澡和更换内衣，既感舒适，又防感冒。

2. 老年人在夏季如何进行运动健身

夏季到来，老年人都喜欢在户外做些健身运动。老年人可以根据个人的具体情况，从事诸如柔软体操、球类等有氧运动；或者打太极拳、步行、跳舞、上下楼梯、游泳、蹬自行车、做坐位健身操；甚至日常的买菜、打扫卫生、园艺维护等，都是有益于健康的运动。

老年人在夏天进行健身应该注意以下事项。

（1）如果做户外运动，要注意防暑，最好戴上运动墨镜和太阳帽，擦上防晒霜，以防止紫外线的伤害，并带上清凉油、藿香正气水（丸）来预防中暑。有条件的话，最好再带上一个心率监控器。

（2）运动前1小时要吃些主食或水果之类以补充热能，防止体力不佳。

（3）夏季要保持低运动量、短时间，使身体慢慢适应炎热的天气。尤其要尽量避免在阳光强烈的正午时分到下午2时期间进行户外运动，因为这段时间里紫外线特别强烈，会灼伤皮肤，甚至使视网膜、脑膜也受到刺激。

（4）夏天的气温、湿度都很高，一定要穿吸汗好的棉衫，不要穿紧身运动服。如果身上的湿气排不出去，会对心脏造成很大的压力。最好准备一套干衣服，特别是上衣，运动后马上换下湿衣服，否则容易引发风湿性关节炎等病症。

（5）夏季受烈日的影响，许多运动项目都不太适宜进行，可以以攀登楼梯代替登山，以早晚散步代替跑步等。夏季最好的运动是游泳，锻炼的同时还有降温作用。

（6）夏天气温很高，大量运动会使身体内的水分流失比较快。因此，建议运动前30分钟喝约300毫升水。如果户外运动时间超过30分钟以上，一定要带一瓶水，最好是能够补充盐分的淡盐水。

（7）运动后不要马上洗冷水澡或吹电扇、开空调，以免毛细血管遇冷马上收缩，汗腺关闭，会使人感到更加热不可耐，也会干扰体内器官的正常功能，容易伤风感冒。

（8）运动后不能大量饮水。大量饮水会使出汗更多，而盐分也会进一步流失，引发痉挛、抽筋。建议采用少量多次的喝法，每次喝水只喝几口。另外，运动后也不可过量吃冷饮，否则会使身体突然内冷外热而失去平衡，引发胃肠不适。

3. 哪些运动适合老年人秋季健身

夏季过去，秋高气爽，正是锻炼身体的好季节。对于老年人来说，秋天最适合的健身运动如下。

（1）快步走：在公园快步走，既能锻炼心肺，又能欣赏秋景。快步走消耗能量多，又不会对关节造成太大的压力。

（2）扔飞盘：游戏过程中需要跑动，所以能锻炼耐力。由于经常跑跑停停、变换方向，所以身体的敏捷度和平衡力也能得到增强。

（3）打篮球：篮球是团队运动，在上下肢得到锻炼的同时，手眼协调能力也会提高。

（4）划船：划船不但是一种休闲活动，而且能同时锻炼背部、胸部、腹部的肌肉，因此是一项很好的有氧运动。

（5）骑自行车：骑自行车可以四处欣赏秋季的美景，臀大肌、股四头肌能得到锻炼，同时对关节的压力很小。

（6）慢跑：慢跑是秋季非常理想的运动项目，它能促进血液循环，增强心脏功能，改善脑部的血液供应。此外，慢跑还可以刺激代谢，增加能量消耗，有助于减肥。

（7）爬山：爬山可以增加肺活量，增强血液循环，增加脑血流量。但是，对于体弱的老年人，尤其是高血压、冠心病患者，一定要量力而行。

（8）冷水浴：就是用 5 ～ 20℃的冷水洗澡，一般来说，秋天的自然水温就在这一范围。冷水浴的保健作用十分明显，但在进行的时候应循序渐进，洗浴的部位应由局部到全身，水温由高到低，洗浴时间由短到长。另外，有高血压、冠心病等疾病的老年人不应进行冷水浴。

老年人秋季运动健身，需要做好准备，防止拉伤；及时补水，防止秋燥；循序渐进，以防不适；注意增减衣服，防止感冒。

4. 老年人在冬季如何进行运动健身

从立冬到立春是一年中最冷的季节，阴气日盛而至极，阳气微极而复萌，所以在冬季一切活动都要顺应自然，老年人的运动健身也是如此。

（1）选择运动项目：老年人冬季健身要根据自身情况选择合适的运动项目，如步行、慢跑、骑自行车、打太极拳等。另外，在运动前必须做好准备活动，如伸展、弯腰、下蹲等，否则容易引起扭伤、碰伤、骨折等。

（2）把握锻炼时间：冬季，清晨的空气清洁度很差，尤其是上午 8 时之前。老年人冬季血压高于夏季，特别是在冬季清晨、上午的血压明显比夏季的同时间段要高。因此，老年人在冬季上午应避免做剧烈的体力活动或运动锻炼，有高血压者锻炼的最佳时间应该是上午 10 时左右，有心脏病者最好选在傍晚。

（3）选择锻炼场所：不宜在煤烟弥漫、空气污浊的庭院里进行健身锻炼，应选择向阳、避风的地方进行锻炼（有雾时不宜在室外进行锻炼）；如果选择在室内进行锻炼，要注意通风，保持室内空气清新。

（4）注意防寒保暖：锻炼时着装臃肿，出汗多后会伤风感冒，要随着活动的增加酌情脱减衣服；锻炼的强度以自我感觉舒适即可，过量运动可导致骨质损伤。另外，运动后不要立即洗热水澡，由于运动使肌肉血管扩张，血流量增加，而内脏的血管相应收缩以维持肌肉的血流量，这时洗热水澡会使皮肤、肌肉的血流量继续增加，而内脏尤其是脑部的血流量减少，容易出现脑缺血而晕倒。

（5）不要带病锻炼：若发生心绞痛，应立即停止锻炼，不要紧张，可坐下或半卧位休息片刻，如疼痛无缓解，可舌下含服硝酸甘油 1 片以缓解疼痛；如果老年人近日频繁咳嗽、痰多、咽痛、鼻塞、喉燥、流鼻涕、发热或胸闷等，则不要进行剧烈的室外体育锻炼，只能进行散步、做操等轻微活动。

（6）忌做不宜动作：老年人锻炼时，不宜头朝下倒立；不宜做较长时间的低头、后仰动作；不宜骤然前倾身体、弯腰；不宜做翻跟头、劈叉等大动作；不宜屏气，不宜做快速反复下蹲起立动作；不宜快跑。

（三）适宜运动

1. 为什么走路被评为最好的运动形式

走路被世界卫生组织认定为“世界上最好的运动”，很多国家的心脏协会和专家都积极推荐，目前已成为全球最流行的保健运动。

正确的走路姿势是抬头，挺胸，双目平视，躯干自然伸直；收腹，身体重心稍向前移；上肢与下肢配合协调，步伐适中，两脚落地有节奏感。此外，走路时把意念放在脚上，感觉脚跟到脚尖逐渐踩踏到地面，能起到转移注意力、放松精神的作用。如果想瘦身，最好走坡路或上下楼梯；如果是走平路，要把注意力放在收缩小腹上，走路时臀部适当地向前扭动，让腹部肌肉承担更多的力量。如果要估计走路的运动强度够不够，可以自己测一下心率。一般来说，走路后心率 + 年龄 =170 左右比较合适。

当按照正确的姿势走路时，人的肱三头肌、股四头肌，以及腰、腹部肌肉等总共 13 块大的肌肉群都在动，能够增强体质。

走路虽然是一种低运动量的有氧运动，但最好选择空气清新的地方，离马路越远越好。

走路时最好穿宽松一些的衣服，袜子也以较厚棉质的为好，可以起到一定的缓冲作用。应选择慢跑鞋，因其鞋后跟比较牢固，能使脚踵稳定，不易倾斜；后跟的上方有适当突起的衬舌，能起到保护跟腱的作用。鞋头最好较高较圆，不会夹伤脚趾，或造成趾甲充血。

走路健身的时间每天加起来最好不要低于 1 小时。以中等速度（每分钟 90 ～ 120 步）来算，走 1 个多小时，路程在 1 万步左右（5 ～ 10 千米）比较合适。步行运动不要追求大汗淋漓的效果，以锻炼后微微出汗为最佳。

饭后不宜立即走路，因为刚进食后，血液主要分配在消化系统，若立即运动，肢体血流量增加，而消化系统血流量减少，不利于食物消化和营养吸收，最好过 1 小时再走路。

2. 老年人坚持“健身走”能抗衰老吗

俗话说，人老腿先老。人体 2/3 的肌肉集中在下半身，所以 60 多岁的人可以有年轻时七成的握力和臂力，但下半身力量却只剩下约四成。

所谓“健身走”，既不同于比赛中的竞走，也不是散步时的慢走，而是介于散步与竞走之间的一种步行锻炼方式，是一种有氧运动。其基本要领是，头要正，向前看，挺胸收腹，迈大步，速度较快，两臂的摆幅也要大一些，每10分钟大约要走1千米的路程。

规律的“健身走”可以促使脑部释放内啡肽，使心情愉悦；能增加肺活量，降低嗜烟者对吸烟的渴望；能加强背肌力量；可促进全身血液循环，明显增强下肢骨骼和肌肉力量；还能增强心肌收缩力，对改善冬天的脚部供血不足、脚部冰冷很有好处。

每天“健身走”30分钟，对于预防糖尿病、心脏病、骨质疏松症、脑卒中及某些癌症，都具有良好的作用，还能达到减肥、塑身的效果。

“健身走”的速度应循序渐进，逐步增加。对于老年人和体弱的人来说，速度可以略为慢一些，每小时在4千米左右就可以了。

老年人最好在冬天做“健身走”，因为天气寒冷，走路时会不由自主地加快脚步，这对“健身走”练习非常有利。

“健身走”时应该穿专门的软底跑鞋，可缓冲走路时脚底的压力，保护脚踝关节免受伤害。

3. 臂跑对于老年人健身有哪些好处

随着年龄的增长，一些心肺负荷较大的运动逐渐不再适宜老年人，特别是本身体质较弱，或者之前没有锻炼习惯的老年人。如果运动强度超出了身体承受能力，则会得不偿失，甚至发生危险。另外，大部分有氧运动是包括下肢在内的全身运动，会加重膝关节的负荷和磨损，并不适合很多有关节炎的老年人。我们在这里推荐一种运动——臂跑，顾名思义，臂跑就是手臂的运动，有以下4个基本动作。

（1）单车手：仰卧，手臂向上伸直，用手模拟脚蹬车一样的动作，做1～2分钟。

（2）飞翔：站立，两臂向身体两侧平伸，慢慢扇动手臂，做鸟拍翅膀状的动作，做1～2分钟。

（3）打沙包：想象面前有一个吊着的沙包，用拳头击沙包，或与一个假想对手拳击，做1～2分钟。

（4）抛球：将球抛向空中，然后接住；或将球掷到地上、墙上弹回接住。若无球，则可做模拟运动。每臂做10次，稍休息后再做10次。

臂跑能延缓随年龄增长而带来的生理功能衰退，对防止早衰有益；持之以恒的臂跑可促进新陈代谢，提高心肺功能，减少外周血液循环的阻力，减轻心脏的工作负担，预防心血管疾病，延长机体各脏器的工作寿命；臂跑还可增强免疫系统功能，提高机体抗病能力；臂跑还能促进人体释放内啡肽，使人心情愉悦，精神振奋，对消除负性情绪大有益处。

老年人在做臂跑时注意掌握好以下3个要素，就能达到有氧运动的效果。

（1）持续不间断，最少时间为15～20分钟，如果身体状况许可，可适度延长。

（2）应将强度控制在以自我感觉稍微有点累为限。不感觉累的话达不到锻炼效果，如果呼吸有点喘了，则强度过大。

（3）适宜的心率=（220－年龄）×60%，可在头几次运动中测测自己的心率，感受身体在适宜心率时的感觉和运动强度，以后照此锻炼即可。

臂跑比其他运动更加温和、安全，对髋关节、膝关节也是零损耗，还可以坐着、躺着进行，非常适宜体质较弱、年纪较大、有关节炎，或者刚开始进行体育锻炼的老年人。

4. 老年人经常散步对身体有哪些好处

散步，能帮助老年人推迟衰老，增强机体适应能力。概括起来，散步有以下好处。

（1）可以保持关节的灵活性，增强腰部肌肉和韧带的张力与弹性，防止肢体过早僵硬。

（2）可以加速血液循环，提高血管的张力，有效地预防动脉硬化等各种心血管病。

（3）可使全身肌肉周期性收缩，促进血液和淋巴循环，加速代谢过程，提高机体免疫力。

（4）有助于改变急躁性格，增强对各种环境与事物的适应能力。

（5）对于肥胖的老年人来说，是既稳妥又省钱的减肥方法。

散步的时间最好在早上 6 ～ 8 时（高血压患者除外），到有树的地方，因为那里早晨空气清新。此外，对患有不同疾病的老年人，散步的要求也有所不同。

（1）体质虚弱者：散步时，应适当将两只手臂甩开，步伐迈大些，散步的速度最好由慢到快，每分钟可走 80 步。这样可以尽量将全身活动开，有效地促进体内的新陈代谢。一般每天散步 1 ～ 2 次，每次 1 小时左右。

（2）肥胖老人：散步时，如果身体允许，可适当将散步的时间、距离拉长，并将运动量加大些。最好坚持每天散步 2 次，每次 1.5 小时。散步时可适当走快些，每分钟可走 120 步，促使体内多余的脂肪分解代谢，从而达到减轻体重的目的。

（3）高血压患者：散步时，尽量使全脚掌着地，挺胸抬头，不要弯腰驼背，以免压迫胸部。步伐应以中慢速为宜，不要太快，否则容易使血压升高。最好不要在早上散步，而应选择晚饭后，因为一般来说，早晨血压最高，傍晚相对稳定。

（4）冠心病患者：散步时，最好慢速行走，以免心律失常，诱发心绞痛。散步最好在餐后30分钟至1小时后，每天2～3次，每次30分钟。

（5）糖尿病患者：要特别注意散步前先吃点东西，不能饿着肚子，否则很容易出现低血糖，严重时还会因头晕而导致摔跤。餐后散步时，步幅可以适当加大，挺胸抬头，甩开手臂，每次散步以30分钟至1小时为宜。

5. 老年人采取复合式健身方案效果会更好吗

如今，老年人参加体育锻炼的人数正越来越多，城市老年人多以公园、社区广场、街道等作为主要健身场所。尽管多数人每周锻炼5次，半数以上的老年人每次锻炼时间超过1小时，但他们的运动方式较为单一，如多选择走路、跑步或健身操。这些运动方式对增强老年人平衡能力、上肢力量和柔韧性的效果并不明显。老年人如采取有氧运动、力量练习、柔软体操，以及休闲娱乐相结合的复合式健身方案，效果会更好。

有氧运动对心血管和呼吸系统的益处最为显著，而心脑血管疾病、呼吸系统疾病、消化系统疾病正是60～69岁老年人住院的主要原因。老年人一定要坚持有氧运动。快走、慢跑、爬山、跳舞、打球、骑自行车都是有氧运动，选哪一种都可以。但是，锻炼起来要遵循一定的规则：首先要注意呼吸顺畅自然，切忌屏气使劲；另外，要掌握好锻炼的强度，可以用心率来估计，运动时心率要达到 120 次 / 分，才能取得好的效果。

人从 50 岁以后肌肉质量和数量减少，最大收缩速度降低，造成支撑能力、平衡能力和稳定性下降。普通的力量练习方法，就是利用哑铃、杠柃、单双杠等健身器材进行器械练习；也可利用自己的体重进行徒手练习，如俯卧撑、仰卧起坐、下蹲起等，主要是胸、背、臂、腿和腰腹等部位肌肉群的练习。

老年人活动量大为减少，关节也逐渐变得僵硬，肌腱韧带失去弹性，动作协调和稳定性明显降低，容易跌倒摔伤。而适度的柔软性练习可促进血液循环，松弛肌肉神经，有利于关节运动幅度和软组织弹性的恢复和提升，使肢体屈伸转动灵活自如。

柔韧性锻炼就是各个关节活动度的训练。上肢肌肉可以采用哑铃练习，动作为：直立位或坐位，上肢前举、侧平举及屈肘举。腹部肌肉可以采用仰卧起坐练习。腰背部肌肉可采用“鱼挺”练习，即仰卧位时以足跟和头颈部支撑，腰腹部抬起；还可采用俯卧位，做“两头翘”的动作，即上肢和下肢同时抬起，用手摸脚趾，以腹部做支撑。下肢肌肉可以采用蹲下、站起或蛙跳的方法进行锻炼。日常坐立时，可以有意识地进行手臂对抗练习，或利用床背、椅背进行练习。

6. 老年人为什么要节约使用膝关节

经常有老年人因为膝关节疼痛去医院诊治，并向医生诉说自己每天都进行压腿、摇晃膝关节、揉膝盖等锻炼，还经常去爬山，可膝关节却越来越痛。

人体的所有器官随着年龄的增长都会出现不同程度的老化，

膝关节最早出现老化的部位是髌骨与股骨滑车之间的关节软骨。在下肢用力伸直的过程中，髌骨会向后紧紧地压向股骨滑车并上下滑动，产生很大的摩擦。当磨损积累到一定程度后，不管有没有外伤或老化的原因，都会损伤软骨。由于关节软骨组织损伤后几乎不能自然愈合修复，一旦出现轻微的裂痕，就会产生明显的疼痛。有的老年人觉得上下楼梯膝关节疼痛，上厕所站起来很吃力，走平路会突然腿软，这都是因为做这些动作的时候，病损的软骨受到了挤压和摩擦，产生了疼痛。

很多老年人都喜欢打太极拳，太极拳的标志性动作是马步。有资料显示，人体屈膝30°，膝关节承受的压力与体重相等；屈膝60°，膝关节承受的压力为体重的4倍；屈膝90°，膝关节所承受的压力是体重的6倍。膝关节如长期处于紧张和负重状态，则会引起膝关节疼痛，加速关节软骨的磨损。老年人有髌骨附近的疼痛时，尽量不要再做增加软骨磨损的动作，尽量节约使用膝关节，不宜再练太极拳。有膝关节问题的老年人尽量不要练习下蹲，如果必须下蹲，应注意速度，并尽量用手来支撑。

一些老年人喜欢揉膝盖，误认为这样能把软骨磨平，减少膝盖的摩擦不适感，就能减轻疼痛。实际上，这样的动作只能加重软骨的磨损，使疼痛更加严重。反复练习马步、弯腿站桩、爬山、上下楼梯或下蹲站起等动作，都会明显增加关节软骨的磨损，使症状加重。

患有膝关节炎的老年人，宜多参加一些对关节损害小的活动，如游泳。此外，平时要经常改换坐姿，不要让膝关节长期固定在一个位置。适当做些股四头肌的锻炼：坐在椅子边缘，腿伸直向上抬高15厘米，保持3～5秒，然后缓慢放下，反复做10～15次。

每天做 2 ～ 3 套这样的练习。另外，还要注意膝关节的保暖。

7. 老年人常做下蹲动作有哪些好处

多享高寿的日本人，喜欢席地而坐或蹲着干活；我国农村居民大多蹲着干活、吃饭、聊天，与城市居民相比，他们的下肢更粗壮有力，身体素质也更好。

正确的下蹲动作是：两腿分开，略比肩宽，挺胸收腹，双目平视，自然站立；脚尖的方向基本是倒八字形，膝盖的方向要在第二趾的延长线上；双臂前伸，放松腰部，屈膝慢慢下蹲，上身尽量保持平直，停留 10 秒钟左右，两手收回，叉腰缓慢起身。若体力较弱，可将双手按于膝盖上，借助手臂力量缓慢起身。下蹲时，要在深吸气的同时慢慢屈膝；起身时，将注意力集中在腿部并用力，同时呼气。

老年人下蹲健身，下蹲的速度应大约 5 秒钟 1 次。每天可进行 1 ～ 2 遍下蹲运动，每遍重复 10 ～ 15 次，中间休息片刻。

下蹲时，通过双腿肌肉对血管的挤压作用，能加快下肢静脉血液回流；站起来时，双腿肌肉放松，动脉血又快速流入原来被挤压的下肢血管里，使下肢血流通畅。同时，下蹲运动能有效地促进静脉血液回流，缓解腹部淤血，减轻视力疲劳，防止视力衰退。下蹲动作使腹内压增大，膈肌上抬，胸腔缩小；起立动作使腹内压减小，膈肌下沉，胸腔增大，这一过程能促进心肺血液循环，增加肺活量。另外，下蹲运动还可以缓解动脉硬化，降低血脂，消耗脂肪，因此是一种很好的减肥方法。

下蹲运动时，臀部肌肉收缩舒张，腰部屈伸，对腹部疾病及腰椎退行性病变都有很好的预防作用。深蹲能提高腿部力量。下蹲还可增加腰、髋、膝、踝关节的活动范围，增强关节的灵活性，延缓关节老化，增强背、腰、腿部肌肉的力量，对风湿性关节炎及类风湿关节炎也有很好的预防作用。

需要注意的是，下蹲时要避免猛蹲猛起，以防出现头部缺血现象。患高血压、严重心脏病、糖尿病和膝关节疼痛的老年人不要做下蹲等超负荷运动。

8. 哪些健身动作适合老年人锻炼腿脚

“人老腿先老”已是人们的共识。因此，老年人健身也应从腿脚锻炼开始。我们在这里推荐一套锻炼腿脚的保健动作。

（1）卧位运动趾与踝：仰卧在床上，双下肢平伸，双足一起做屈趾、伸趾交替运动30次；五趾分离、并拢30次；然后屈髋、屈膝，伸屈、旋转踝关节30次。以上为准备动作。

（2）坐位蹬滚子运动：把一个长40厘米、直径10～20厘米的圆木或石滚子放在地板上，人坐在床边，双足蹬在滚子上前后滚动100次，可以达到舒筋活血的目的。

（3）踮脚走路练屈肌：踮脚走路，就是足跟提起，完全用足尖走路，行走100步。这不但可锻炼屈肌，从经络角度来看，还有利于通畅足三阴经。

（4）足跟走路练伸肌：把足尖翘起来，用足跟走路，这样能锻炼小腿前侧的伸肌，行走100步，可以疏通足三阳经。

（5）侧方行走练平衡：向侧方行走可使前庭的平衡功能得到强化，有预防共济失调的作用。先向右移动50步，再向左移动50步。

（6）四肢爬行降血压：用四肢爬行50米。爬行时，躯体保持水平位，能减轻下肢血管所承受的重力作用，使心脏排血的外周阻力下降，有利于缓解高血压。

（7）踩足按摩促血液回流：如果家里有 3 ～ 5 岁的小孩，老年人可趴在床上，双足背贴床面，足心向上，让孩子赤脚踩压老人的双足，孩子的足跟对准老年人的足心，做踏步动作 50 ～ 100 次，对促进血液回流大有好处；如果没有孩子帮助，也可自己按摩。

如果老年人能每天坚持上述锻炼，不但能推迟双腿衰老，还有利于心脑血管的保健。

9. 老年人可选择哪些球类健身运动

球类运动，如健身球、乒乓球、羽毛球、网球、台球、门球等都是运动量不太大的运动，比较适合老年人参与。

（1）健身球：手持两个健身球，沿顺时针方向有节奏地转动，能增强指、腕关节的韧性、灵活性；也能增强指力、掌力、腕力，对预防老年人指关节和腕关节僵直颇有好处。另外，玩健身球还能刺激手掌穴位，反射性地调节中枢神经系统的功能，起到健脑益智、消除疲劳的作用。

（2）乒乓球：可增强四肢、腰部、背部肌肉的力量，提高机体的耐受力，有效地增强内脏功能，延缓衰老。

（3）羽毛球和网球：运动器材简单，携带方便，容易掌握，室内外均可进行，能增强腰背肌肉的力量，提高大脑皮质的兴奋性及四肢的灵活性和协调性。

（4）门球：门球运动有竞争性，比赛时间短，运动量不大，趣味性很强，比较适合老年人。可增强老年人腰背、四肢肌肉力量，还有健脑作用。

（5）台球：是一种集智力和体力、运动和娱乐为一体的健身项目。通过动脑、动手及脚步移动，使老年人达到强身健体的目的。

（6）高尔夫球：是一种高雅的户外运动项目。以棒击球入穴，在起伏不平的场地上行走，腰背肌肉可得到锻炼，很适合老年人，但受运动场地、经济条件等因素的制约，这种运动目前尚不能广泛开展。

老年人应根据自己的兴趣爱好选择适合自己的球类运动，经常锻炼，养成良好的健身习惯，不仅可以丰富老年生活，还可以保持身体健康。

10. 老年人坚持游泳锻炼有哪些好处

对老年人来说，游泳是一种夏天最为合适的运动，有不少老年人还喜欢冬泳。老年人坚持游泳有下列好处。

（1）有助于全身的血液循环：人在水中，皮肤受冷，血管急剧收缩，使大量外周血液进入心脏和人体深部组织，内脏器官的血管扩张；从水中上岸时，皮肤血管又随之扩张，大量血液又从内脏流到表皮。这一过程能增强血管弹性，并使冠状动脉血流量增多。游泳能加速胆固醇的分解，从而减少血管壁沉积物的堆积，对防止或减轻老年人的动脉硬化和心血管病有良好的作用。游泳时心脏负担加大，可增强心血管系统的功能，预防动脉硬化和心脏病。

（2）可以改善呼吸器官功能：游泳能使肺活量增大，增强呼吸器官的功能。

（3）有助于预防骨质疏松：一半以上的老年人有骨关节病，尤其是骨关节炎、腰椎劳损等。游泳可以使全身的骨骼都处于积极的活动状态，促进血液中的钙进入骨，从而预防骨质疏松。游泳还能促进关节腔分泌润滑液，减少活动时骨的摩擦；润滑液又能为软骨提供营养，减缓其衰老。游泳可以增强骨骼肌的力量，从而更好地保护骨，降低老年人骨折的风险。

（4）有利于防病祛疾：人体免疫系统的T淋巴细胞随着年龄的增长而活性降低，数量减少。因此，人到中年后容易患某些疾病，如胃十二指肠溃疡、冠心病、高脂血症、类风湿关节炎、骨质增生、支气管炎、肿瘤等。这些疾病的产生与人体免疫功能下降有着密切的关系。常年坚持游泳能提高免疫力，促进新陈代谢。近些年来，医学界把游泳作为一种治疗慢性病的手段，利用其镇静、镇痛、镇咳、利尿等作用，来治疗肺气肿、冠心病、高血压、神经衰弱等，有显著效果。

老年人在游泳前要进行体格检查，能否游泳要听从医生的意见；游泳时要先做好准备活动，以防抽筋；游泳中一定要有人陪伴或保护。

11. 老年人跳广场舞对身心健康有哪些益处

广场舞的节奏感强，跳起来自由奔放，使人充满活力，是一种集运动和娱乐于一身的活动。老年人跳广场舞，不仅能增加交流，增进友谊，更重要的是能促进身心健康。

（1）健心：悠扬的舞曲响起，老年人跟随音乐节拍舞动，四肢得以舒展，激情奔放，有趣，自由，自我情感得以很好地表达。在优美动听的音乐和美妙的舞姿中，老年人忘记烦恼，忘记忧愁，心灵得到陶冶。

（2）健脑：通过排舞练习对大脑的不断刺激，可以减缓老年人记忆力减退的生理现象，达到良好的健脑效果。在排舞练习过程中，人们不仅要运用形象记忆、概念记忆，而且还要运用情绪记忆和运动记忆，可增强大脑思维能力，同时也有益于夜间睡眠。所以专家说舞蹈运动是世界上最好的安定剂。

（3）健美：跳舞需要全身活动，能加速全身血液循环，消除体力和脑力的疲劳；可以让腿部、腹部、肩部及颈部等都得到充分的舒展，并带动手臂和脚的旋转，塑造出优雅健美的舞蹈语言。跳舞使老年人的身心得到锻炼和放松，体重得以减轻，体态变得优美，人的气质也能得到很好的提升。

（4）健体：跳舞时的跳动扭摆，可使胸廓扩张，肺活量增加；腰臀的扭摆能加强腰腹肌的锻炼，增强臀肌的弹性，提高腰背的灵活性和协调性，增加盆腔和髋部的柔韧性；自由的舞姿给人以创造的天地，大幅度的动作可以充分舒展身体的各个部分，是一项很有益的有氧运动。

实践证明，跳舞不仅可使老年人保持体型健美，而且可使人体的神经、心血管、消化、泌尿生殖系统都得到充分的锻炼，还能治疗抑郁症等，并有明显的降低血压及减轻临床症状的作用；还可以减少消化不良、肥胖、痔疮、动脉硬化等病症的发生，使糖尿病患者的血糖降低。

12. 为什么说老年人垂钓能快乐健身

垂钓能修身养性，是一项有益于身心健康的户外运动。旷野的万千变化，荷塘的芙蓉花香，野草的阵阵芬芳，沁人心脾的清新空气，柔和的阳光等，能让老年人感受到置身于大自然的愉悦和美好。即使是在骄阳似火的夏天，坐在浓浓树荫下垂钓，感受阵风的清凉，聆听知了不倦的鸣唱也是一件美事，尤其是钓到鱼时的兴奋与快乐更是让人心情欢畅。

垂钓时，眼睛专注于水面浮漂的动静，意识完全潜没在鱼漂一抖一动的意境之中。这时，一小部分的脑神经在运动，大部分脑神经则得到充分的休息。这就起到了调节、放松、消除疲劳的作用。

钓鱼，静很重要，包括心情平静、环境宁静、走路动作轻、下钩动作缓慢等。静，对钓鱼有好处，对人的心脏和血管更有好处。通常，在静的情况下垂钓，人的心脏搏动最正常，血压最稳定。

垂钓需要不断总结经验，如在什么塘口、什么季节、用什么钓技、钓什么鱼等，这对老年人的记忆力也是很好的锻炼。

专家指出，垂钓对治疗老年高血压和神经衰弱也能起到良好的作用。高血压患者不能进行剧烈运动，遇事不能急躁；否则，心跳急速加快，血压也陡然升高。很多高血压患者在钓鱼时自我感觉良好，血压逐渐趋于正常。还有些人经常为失眠而苦恼，大部分是因为脑神经过分紧张劳累，得不到正常的休息所致，但经过垂钓，神经放松后，失眠的症状就会有明显的改善。

老年人参加垂钓活动，要控制钓鱼的次数和每次钓鱼的时间，不要过于疲劳。要选用适合的钓具，并注意安全。

13. 老年人如何使用健身器材锻炼

如今，许多开放式公园和居民小区都购置了各种适合中老年人健身锻炼的公共运动器材。然而，不是所有老年人都适合用全部的健身器材进行锻炼，因为有些健身器材对一些特定的老年人来说是有一定“禁忌”的。老年人要注意绕开“禁忌”，选择适合自己的健身器材。特别要提醒的是，腰椎有病的老年人要慎用以下健身器材，以免锻炼不成，反而加重病情。

（1）太空漫步机：是受老年人欢迎的健身器材，因为它操作简单容易、动作省力，前后迈步甩来甩去很过瘾。但是，这种器材容易拉伤腰肌。因此，老年人在进行“太空漫步”时，摆动幅度最好为45°左右，频率最好为每3～4秒一次，切忌摆动幅度过大。

（2）扭腰器：老年人在使用扭腰器时，要注意控制扭动角度，扭转速度要缓慢，动作要轻柔，否则同样有拉伤腰背肌肉的危险。建议扭动的幅度不要超过180°，频率控制在每3～4秒完成一次为宜。

有的老年人觉得锻炼腰背肌肉可缓解腰背僵硬、疼痛，于是选择扭腰器、伸背器等。殊不知，上述症状预示可能脊柱有疾患，或是骨质疏松的信号，如果扭动幅度过大，或是速度太快，反而会拉伤腰肌，甚至造成脊柱骨折。

（3）上肢牵引健身器：上肢牵引健身器对拉伸肌肉、预防椎间盘突出是有好处的。但对于那些手劲不足的老年人来说，最好不要进行此项运动。要测试自己手力如何，可以把能否做引体向上作为标准，如果连一个引体向上都无法完成的老年人，最好还是选择别的拉伸运动。

（4）健骑机：健骑机是靠双腿蹬力和双臂拉力，使身体上下运动，从而达到锻炼四肢关节和腰腹肌肉的目的，很适合那些经常伏案工作和久坐的人使用，对有颈肌和腰肌劳损的老年人也有益。但有椎间盘突出的老年人，尤其是腰背肌肉开始退化的老年人，不要使用这类器械运动，因为脆弱的脊柱根本经不起健骑机一拉一扯的“折腾”。

（5）蹬力器：这种器械主要是用来锻炼下肢和腰部力量的，但对那些本来就患有髌骨软化症的老年人来说，则不宜进行这项运动，否则易使伸膝肌群受损，从而加重原有的症状。

14. 患病老年人可选择哪些康复锻炼方法

体育锻炼是老年常见病综合治疗的组成部分，对加速病后身体功能的恢复大有益处。下面介绍几种老年常见病的康复锻炼方法。

（1）冠心病：老年冠心病患者可进行中等强度的步行、慢跑等有氧运动，还可配合太极拳、养生功等，心率一般控制在130次/分左右。但要注意，在心绞痛发作和心肌梗死病灶尚未修复时期不要运动。此外，清晨3～8时是心脏病发作的危险期，此时血压最高，易脑卒中猝死，不宜进行锻炼。

（2）高血压：除因病重卧床者外，各种高血压患者均可进行室外体育锻炼，如步行、慢跑、打太极拳、做医疗体操、打羽毛球、骑自行车等。运动量可适当大一点，但心率不要超过130次/分。切忌做鼓劲憋气、快速旋转、猛劲用力和深度低头的动作。高血压和冠心病患者要避免过度深呼吸，以防诱发心脑血管收缩，导致心肌梗死、脑出血和其他意外的发生。

（3）肥胖症、糖尿病：运动对2型糖尿病的治疗作用要比药物更安全有效。糖尿病患者可以通过肌肉运动增加脂肪和糖的消耗，从而减轻肥胖，使血糖和尿糖降低。锻炼方法有散步、慢跑、太极拳等。糖尿病患者宜从轻微的活动开始，逐渐增加运动量。应避免剧烈运动，还要注意不要在注射胰岛素后或吃饭之前（空腹）运动，以免发生低血糖。

（4）慢性支气管炎：此类患者要特别重视坚持耐寒锻炼。其方法是从春季开始，先用手摩擦头面部及上下肢暴露部分，每日数次，每次数分钟，直到皮肤微红为止。夏天用凉水浸湿毛巾，拧干后擦全身，每日1～2次，并用凉水冲洗鼻腔。入秋后用冷水洗脸、擦身，或洗冷水浴，要持之以恒。另外，可做呼吸保健操，增加通气量，恢复肺泡组织的弹性。

（5）肩关节周围炎：患“肩周炎”的老年患者除配合推拿等治疗外，体育锻炼最为有效。方法以活动关节为主，关节活动的幅度要由小到大，最后做到最大可能的范围。如用健肢携同患肢做头上举的动作、用患手摸背部，以及用患肢顺墙向上爬摸等。另外，跳交谊舞能预防和辅助治疗肩周炎。

（6）慢性腰腿痛：应以腰、背和腿部肌肉锻炼为主。可选择太极拳、五禽戏、体操、散步、慢跑、门球等运动项目。运动强度不应超负荷，以免引起新的损伤。

15. 行动不便的老年人怎样运动健身

很多老年人因为衰老或疾病导致行动不便，但想要健康长寿仍然是离不开运动健身的。这些老年人虽然不能到户外运动，但在室内花点儿时间进行以下运动练习，也能取得健身效果。

（1）卧式操：选择硬板床，去掉枕头，仰卧，抬腿45° 侧卧前弯后踢；俯卧燕飞；同时做收缩肛门的动作。运动次数和时间逐渐增加。

（2）半蹲操：脱掉鞋子，赤脚站在铺有石子的有凹凸感的路面上，两脚的距离与肩同宽。膝关节保持半蹲的姿势，两手的中指按住肩部，分别外转和内转两个八拍；闭眼，在体前摆手，头随手动；逐渐增加手动作幅度，至不能后转为止；注意呼吸配合，吸气一个八拍，呼气一个八拍。

（3）四种简单锻炼：以下四种简单锻炼，每种锻炼可做两组，每组重复 8 ～ 10 次。

① 双手推墙。双腿并拢，双手撑在墙上，腿站直，臀部先向外移，再朝墙靠，身体回到原位。

② 起立坐下。起始动作为坐在椅子上，身体稍微前倾，起身站立；起身时保持身体不摇晃，也不要用双手帮忙；然后坐下，重复动作。

③ 握哑铃屈臂。双手各握一只哑铃（或罐头瓶等其他重物），双臂置于身体两侧；肘部弯曲，将重物移向肩部；然后放下，回到原位。

④ 提重物耸肩。双手各握一只哑铃，置于身体两侧；双肩耸向耳朵，然后双肩放回原位。

（4）推拉法：坐在床上，两腿伸直并拢，脚尖朝前；双臂伸直，双手掌心朝脚尖方向做推的动作；同时，上身前俯，向外呼气，双手应尽量向脚尖方向推，推到不能再向前时，保持姿势 3 秒；收回手掌，并吸气。连续往返 30 次，每天早晚各做 1 遍。

（5）旋转法：双腿盘坐在床上，双手掌放在膝盖上；双目微闭，舌舔上腭；以腰部为轴，慢慢旋转，旋转时腰部要尽量弯曲，上身前俯。先自右向左旋转 30 次，再自左向右旋转 30 次，每旋转 1 次约 25 秒，全部完成约 30 分钟，一般在睡前进行。

（6）踏格法：可利用室内地砖进行踏格运动。可单脚跳，一格一格向前跳，也可以做“田”字形跳，方式可随意。除了跳格外，还可走格、跑格，一步一格或一步多格，可依年龄或体力而行。

16. 为什么说老年人旅游能延年益寿

大自然不仅慷慨地赐予人类所必需的空气、阳光和水，而且以其美丽的千姿百态愉悦着人们的心情。在大自然中旅游，能给老年人的生活增添新的乐趣，并帮助老年人延年益寿。

（1）开阔视野，增长知识：通过旅游，可以了解各地各民族的历史、风土人情、文化艺术及饮食风俗，还可以欣赏古代建筑艺术、名家碑碣等，既放飞心情，又开阔视野，增长知识。

（2）陶冶情操，享受人生：通过旅游，一览大好河山的壮丽景色，令人心旷神怡，能调节精神，增加活力，激发老年人热爱生活、珍惜生命的热情。

（3）锻炼体魄，促进健康：旅游的过程中，行走能增强呼吸系统的功能，促进机体的新陈代谢；此外，行走可增强骨骼与肌肉的力量，活动筋骨，改善关节的灵活性和柔韧性，提高身体的抗病能力和对外界环境的适应能力；旅游还可使肥胖者减轻体重。

（4）调剂生活，增添乐趣：通过旅游，品尝各地的美味佳肴、风味小吃，可使旅游者大饱口福。各地还有很多精致的工艺美术品和特产，可供旅游者选购。旅游能带给人许多不同于日常生活的新的体验，让人回味无穷。

（5）增进交往，结识朋友：老年人外出旅游往往是与家人、亲朋好友结伴而行；在旅游过程中，又可结识许多新朋友。老友新朋，共同度过美好时光，可使老年人心情舒畅，对消除老年人的孤独和焦虑颇有好处。

但是，由于老年人腿脚不便，在旅游时要注意劳逸结合，少登山，多游古典园林，欣赏湖光山色；最好与年轻人结伴同行，以求照应；要随身携带一些必需的药品和衣物；旅游时间一般以一星期为宜。

（四）科学运动

1. 老年人如何做到科学运动

做好健身运动是实现老年人健康的主要途径之一。过去的说法是“生命在于运动”，而现在的锻炼口号应该是“生命在于科学运动”，就是说运动要讲科学。

（1）老年人在运动锻炼前最好做一次较为全面的身体检查，然后根据身体情况选择合适的锻炼项目。同时，身体检查的结果又可作为锻炼前的客观指标，便于与锻炼后的情况进行比较，判断运动锻炼的效果。如果身体一向较好，也可以自己检查一下，如连续下蹲 10 ～ 20 次，或原地跑步 15 秒，看是否有心悸、气促、胸闷不适等症状，如果没有即可开始锻炼。

（2）老年人锻炼要因人而异。根据自身的情况、条件、爱好等，以及所要达到的目的，选择适宜的运动项目。一般应首选有氧运动，如慢跑、快步走、游泳、舞蹈、登山、上下楼梯、骑自行车，以及某些球类项目，还可利用运动器材锻炼。年迈体衰多病的老年人，健身运动时间每天可一次或几次相加在 30 分钟以上。

（3）运动锻炼要循序渐进，应该有目的、有计划、有步骤地进行。同时，开始锻炼时运动量宜小，待适应以后再逐渐增加。经过一段时间的运动锻炼后，如果效果良好，就要坚持下去。锻炼的动作要由易到难、由简到繁、由慢到快，时间长度逐渐增加。

（4）老年人的锻炼贵在每天坚持，每次锻炼1小时左右；实在有困难时，每周锻炼不应少于3次。同时，要合理地安排好时间，养成按时锻炼的良好习惯，注意掌握适当的运动量。有些老年人平时不锻炼，但在阳光灿烂的日子里，突发锻炼兴趣，锻炼得大汗淋漓，气喘吁吁。专家指出，这种即兴锻炼型的偶尔健身，相当于饮食中的暴饮暴食，很伤身体。

（5）老年人健身必须进行在科学的运动处方指导下的体育锻炼。如每天走3000步，逐渐增加到6000步而不感到疲劳；上下楼梯从气喘到不太喘；运动时心率从明显加快到不感觉快（老年人锻炼后心率评定采用170－年龄＝安全心率），都可以证明健身的效果。另外，锻炼后精神愉快，食欲有所增加，睡眠有所改善；活动后第二天早晨的血压、脉搏比较稳定；肥胖者经过一段时间锻炼后，可以因脂肪消耗而使体重有所下降，也可以证明健身的效果。

（6）某些常规的运动习惯不一定科学。比如，人们习惯于清晨运动，饭后即散步，喜欢倒着走和上下楼梯健身等，这些都要根据实际情况加以改变。

2. 老年人运动健身存在哪些误区

老年阶段身体日趋衰退，在心理上对体育锻炼顾虑较多，常有力不从心的感觉。因此，老年人在健身时要注意适可而止，不要损伤身体。有些老年人锻炼存在以下一些误区。

误区一：认为早晨空气好，适合锻炼。其实，太阳出来前，空气中的二氧化碳含量较高，空气质量较差，所以晨练应安排在太阳出来后1小时；不宜在车流较多的马路旁晨练，因为这些地方空气不新鲜；有雾的天气不宜晨练，因雾中含许多有害物质；空腹晨练易造成低血糖。此外，早晨冠状动脉张力高，交感神经兴奋性也较高。心肌梗死等猝发性心脏病的发作在一天中有两个高峰，即起床后 1 ～ 2 小时和此后的 10 ～ 12 小时，尤以第一个高峰更为明显。高血压也有这种双高峰规律，即早晨 7 ～ 9 时和下午 3 ～ 5 时血压升高，以致脑卒中在这两个时间段也呈高发现象。因此，运动时应避开发病“高峰”，尽量选择下午或晚上活动为妥。如在清晨健身，运动量应尽量小一些。

误区二：把“饭后百步走，活到九十九”当成健身格言。其实，这并不科学。吃饭，特别是吃饱饭时，老年人的心脏负荷增加，餐后运动对心血管系统有明显的负面作用。人在用餐后的 1 小时内，由于消化食物的需要，大量血液会流入胃肠道，致使心血管系统的血管阻力减小，从而导致血压有所下降，特别是中度运动后，有些人会出现直立性低血压，说明餐后运动对心血管系统有明显的不良影响。因此，老年人应避免在餐后，特别是饱餐后一两个小时内进行体育锻炼。

误区三：跟风效仿，别人做什么运动，自己也去学，去做。老年人应该根据自己的年龄、病情、体力、个人爱好，选择合适的运动项目和运动量，循序渐进，持之以恒，否则会适得其反。以倒着走为例，倒着走或倒着跑可以刺激不经常活动的肌肉，改善人体的平衡能力，所以很多老年人晨练时喜欢倒着走。但由于老年人的心血管储备能力降低，倒着走会使心血管不堪重负，同时还可能扭伤颈部，甚至造成脑部供血不足，在转颈时突然晕倒。再如，上下楼梯锻炼。上下楼梯锻炼可以增加肺活量，改善血液循环，去脂减肥。但长期如此会引起肢体的负面反应，因为在上下楼梯过程中，膝关节压力明显增大，周而复始地重复同一动作，无疑会加大膝关节的磨损，诱发膝关节疾病。

体育锻炼是讲科学的身体活动，老年人锻炼必须走出上述误区。

3. 老年人如何监测运动的安全性

老年人运动健身除坚持因人而异、循序渐进、持之以恒等原则外，还应注意运动量的自我监测，以防止超量运动带来的负面反应影响健康，甚至发生意外。

在健身运动中，由于需氧量增多，呼吸会稍快一些，属正常现象，但不可过快，呼吸次数以每分钟不超过 24 次为宜。如运动中出现频繁咳嗽、气喘、胸闷和呼吸困难，则应减少运动量或停止运动。

从自测脉搏中获得其反映的心脏负荷。60 岁以内的中老年人，如脉搏每分钟不超过 120 次，说明运动量适宜；若每分钟达 130 ～ 140 次，则说明已超量，应减少运动量，以免心脏负荷过重。60 岁以上的老年人，运动中脉搏应保持每分钟不超过 110 次，如出现脉搏次数减少或脉律不整齐，应立即停止锻炼，并及时就医。

一般健康老年人运动后 3 ～ 5 分钟，最多 10 分钟，脉搏应恢复正常，如不能及时恢复，说明运动量过大，应予调整。

老年人通过适当运动，可增加胃肠等消化功能，改善食欲，食量稍增。如食欲下降，需考虑运动项目和运动量是否合适，应进行适当调整。

老年人通过适当运动，一般都会改善睡眠。若通过一段时间锻炼，反而使失眠加重，且出现腰酸体痛难忍，则应考虑运动是否过量，并及时进行调整。

老年人在运动后，特别是在开始锻炼后，会有轻重不等的疲乏感，而随着锻炼的经常化，适应性增强，疲乏感会随之渐渐消失。如果老年人在健身锻炼一段时间后，不仅不觉得轻松愉快、精力充沛，反而感到困乏越来越重，甚至产生厌倦感，这说明运动量过大，应适当调整。

老年人在健身运动中，可每周测量体重 1 ～ 2 次，最好在同一时间测量。一般刚开始锻炼的人，3 ～ 4 周后体重逐渐下降，这是新陈代谢增强、消耗增多、脂肪减少的缘故；随后，体重会相对恒定在一定水平上，如果体重呈“进行性”下降，可能是运动过量或有潜在性疾病，应及时查明原因。

老年人健身若发生持久或短暂的头晕；在体育活动中或活动后发生头痛；轻微活动就喘，且休息很长时间还不能恢复；运动后常感到口渴，喝水多，仍渴而不止，小便过多；运动后食量骤增且持续；激烈运动后长时间不想吃饭且厌食等，以上均属异常。对于异常，应根据具体情况，或停下来休息，或调整运动量，或停止活动及时就医。

老年人运动只要身体感觉发热、微微出汗和感觉舒适即可，切不可为了提高身体免疫力而盲目地大运动量锻炼。

4. 老年人运动健身有哪些禁忌

老年人运动健身的方式很多，可选择一两种适合自己、能够承受的运动项目。而且，在运动中，既要知道一些运动的好处，也要知道一些运动的禁忌。

（1）忌激烈竞赛：老年人不论参加哪些运动项目，重在参与、健身，不能争强好胜，与别人争高低，否则激烈竞赛，不仅体力承受不了，还会因易碰撞、摔倒、激动，而极易发生意外。

（2）忌负重憋气：老年人多有肺气肿，当憋气用力时，会因肺泡破裂而发生气胸。憋气也会加重心脏负担，引起胸闷、心悸。憋气时因胸腔的压力增高，回心血量减少导致脑供血减少，易发生头晕目眩，甚至昏厥。憋气完毕，回心血量骤然增加，血压升高，易发生脑血管意外。因此，像举重、拔河、硬气功、引体向上、爬绳等这些需憋气的运动项目，老年人不宜参加。

（3）忌头位剧变：老年人不宜做低头、弯腰、仰头向后、左右侧弯动作，更不要做头向下的倒立动作。这些动作会使血液流向头部，而老年人血管壁变硬，弹性差，易发生血管破裂，引起脑出血。当恢复正常体位时，血液快速流向躯干和下肢，脑部供血减少，易出现两眼发黑，站立不稳，甚至摔倒。

（4）忌急于求成：老年人在运动时一定要循序渐进，切忌操之过急。刚开始锻炼的老年人，应该逐渐增加运动量，每周至少参加3次锻炼，每次不要超过20分钟；以后可逐步增加锻炼次数及每次锻炼的时间，并且持之以恒。

（5）忌晃摆旋转：老年人身体协调性差，平衡能力减弱，腿力下降，步履缓慢，肢体移动迟钝，像溜冰、荡秋千及各种旋转动作应禁忌，否则易发生危险。

（6）忌单独锻炼：老年人，特别是患有心脏病的老年人，最好结伴锻炼，以确保安全。

（7）忌剧烈运动：短跑或长距离游泳，因消耗体能过多，一般老年人不适宜。跳高、跳远、健身操等项目，极易使骨质已疏松的老年人发生骨折。

（8）忌坏天气下运动：老年人大多反应较慢，坏天气下运动可能引发种种事故，特别是高温、奇寒、刮大风、下雨、下雪等时。

（9）忌仅从事一项锻炼：老年人参加锻炼，不妨多选择几项自己感兴趣的项目，既增添锻炼兴趣，又容易坚持。

（10）忌不做准备活动：老年人锻炼之前，务必做好准备活动，如弯腰屈膝、放松肌肉、做深呼吸等。

（11）忌穿皮鞋锻炼：老年人足病本来就多，穿皮鞋锻炼时易受伤。

5. 老年人为什么不要做剧烈运动

运动的本质目的是为了提高身体素质，发掘自己的潜能，从而更准确地了解自己。老年人一般从事的健身活动不具对抗性，危险性也小，但是如果心血来潮，突然做剧烈运动，也最容易出事，如发生危险导致休克，严重者甚至猝死。专家强调，老年人要健身运动，但不要剧烈运动。

老年人进行健身运动时，既要考虑年龄因素，也不可忽视自己的身体条件。剧烈运动时，心跳加快，肌肉毛细血管扩张，血流加速。如果突然停下来休息，肌肉收缩停止，肌肉中的血液不能顺利流回心脏，会造成血压降低，脑部暂时缺血，可能导致心慌气短、头晕眼花，甚至休克。

老年人运动健身应注意循序渐进，因人而异。许多老年人退休前由于工作原因，平时疏于锻炼，退休后要参加运动健身，应该有一段时间做准备锻炼，逐步加大运动量。老年人爱爬山，但运动时心率每分钟超过“170－年龄”，就要注意了。如果这一数字再上升就有危险了。

运动量以每次锻炼后感觉不到过度疲劳为适宜；也可以用脉搏及心率作为运动量的衡量指标，若运动量大，心率就快。对于正常成年人的运动量，以心率增加至每分钟140次为宜；而对于老年人的运动量，则以心率增加至每分钟120次为宜。

近年来，美国有关专家提出了温和运动健身的新观点。温和运动就是一种低强度、低能量消耗的运动模式，也称“适度锻炼”，就是每周消耗2000千卡热能，即相当于打2～3小时的乒乓球。每个人每天都能累积相当于30分钟温和运动的活动量，比如，下公共汽车后快走15分钟回家，再做20分钟的其他体力活动就够了。有了适度的方法，关键还要持之以恒。运动不仅是身体的锻炼，也是意志和毅力的锻炼。只有坚持，才会有所收益。

6. 为什么不提倡老年人晨练健身

古人喜“闻鸡起舞”，今人爱早起晨练。但健康专家认为，早晨并非运动的最佳时间，也非人人适宜，尤其对患有心脑血管疾病的老年人尤其如此，不仅健身效果难以保证，甚至还会危害健康。

（1）早晨肝脏含糖量最低：老年人多在空腹时晨练，运动能源将主要靠脂肪分解供给。脂肪分解产物作为能源物质进入血液后，由于机体不能有效地利用其中的游离脂肪酸，致使游离脂肪酸浓度大幅度提高。老年人由于心肌活动能力降低，过剩脂肪酸所带来的毒性往往导致心律失常，甚至引发心源性休克，继而危及生命。

（2）早晨是心脏病发作高峰期：晨练对冠心病、高血压患者十分不利，而这些疾病的患者多集中在老年人群。

研究发现，上午9时心脏病发作的概率比下午1时要高出

3 倍，早晨起床后的几小时更是心脏病发作的高峰时间。高血压患者早晨 7 ～ 9 时和下午 3 ～ 5 时血压升高，以致脑卒中在这两个时间段也呈高发现象。

根据人体生物钟节律，老年人，尤其患有心脏功能异常和高血压的老年人，不宜在清晨运动，锻炼的最佳时段是下午黄昏前后。此时，绝大多数人的体力、反应、适应能力等，都处于最佳状态，体内的糖增至最高峰，锻炼效果较好。

（3）早晨身体功能处于低下状态：老年人由于身体功能出现老化现象，晨起后短时间内肌肉、四肢等运动器官还处于松弛状态，心跳和呼吸都很缓慢，身体代谢水平较低，肢体反应的敏感性和动作的灵活性都难以骤然提升到较高水平。晨练不仅效果不佳，还容易造成摔、碰、扭伤等对身体的伤害。

（4）早晨户外空气并不清新：户外健身时需要充分利用空气的气温、气流等各种特性，来治疗疾病和增强体质。清晨大气相对静止，各种废气不易扩散，是一天中空气污染较严重的时段，尤其对免疫力减弱的老年人不太适宜。

四、戒烟限酒

1. 吸烟对健康有哪些危害

吸烟有害健康，这是每个人都知道的事情。尽管每个烟盒上都有“吸烟有害健康”的标识，但也挡不住香烟对于吸烟人的吸引力。老年人吸烟与年轻人一样，对健康有诸多危害。

（1）吸烟减少寿命：根据有些调查显示，平均每吸一支烟会缩短 11 秒的寿命，当然这个数字不一定准确，但是有一点可以肯定的是，不吸烟者比吸烟者要长寿。

（2）吸烟影响睡眠质量：根据德国科学家的一项最新调查表明，吸烟的人睡眠时间比不吸烟的人要少，并且睡眠质量也较差。烟草中的尼古丁是影响睡眠的罪魁祸首。一些研究显示，睡眠质量差不仅会使人在清醒后精神状态差，还会产生肥胖、糖尿病、心脏病等健康问题。

（3）吸烟导致肺部疾病：吸烟是慢性支气管炎、肺气肿和慢性气道阻塞的主要诱因之一。吸烟可引起中央性及外周性气道、肺泡及毛细血管结构及功能发生改变，同时对肺的免疫系统产生影响，从而导致肺部疾病的产生。

（4）吸烟诱发心血管疾病：吸烟不仅会诱发肺部疾病，同时还会诱发心血管疾病。据研究表明，吸烟者的冠心病、高血压、脑血管病及周围血管病的发病率明显高于不吸烟者。吸烟促发心血管疾病的发病机制主要是吸烟使血管内皮功能紊乱，导致血栓形成增加及炎症反应加强。吸烟者血清总胆固醇水平较不吸烟者明显升高，患冠心病、心绞痛、心肌梗死者也远较不吸烟者多。

（5）吸烟导致骨质疏松：吸烟难道还会导致骨质疏松？很多吸烟者可能会有这样的疑问。吸烟确实能导致骨质疏松，其原因是烟草中的尼古丁可影响钙的吸收；烟碱抑制成骨细胞，刺激破骨细胞的活性等。其他暂且不说，单单是钙摄入不足就会使一部分骨钙释放入血以维持正常的血钙水平而使骨密度降低，引发骨质疏松。

（6）吸烟致癌：吸烟致癌已经是一个公认的事实。吸烟不但是肺癌的重要致病因素之一（吸烟者患肺癌的危险性是不吸烟者的13倍）；同时，吸烟与唇癌、舌癌、口腔癌、食管癌、胃癌、结肠癌、胰腺癌、肾癌和子宫颈癌的发生都有一定关系。研究表明，烟雾中的致癌物质还能通过胎盘影响胎儿，致使其子代的癌症发病率显著增高。

（7）二手烟害人：吸烟者吞云吐雾，家人和他人被动吸烟损害健康。

2. 为什么要戒烟

对吸烟者来说，戒烟好处很多。许多研究证明，吸烟者死亡的相对危险性是不吸烟者的1.5～2.5倍，完全戒烟15年后，相对危险性与不吸烟者相同。

吸烟者戒烟1～9个月，咳嗽、呼吸急促等现象减少，抗感染能力增强。医学观察表明，吸烟者戒烟10～15年以后，各种疾病特别是癌症的发病率可恢复到与不吸烟的人完全相同的水平。戒烟后可提高骨密度，增强肌力，有利于骨质疏松症的防治。

戒烟能使高密度脂蛋白胆固醇（好的胆固醇）逐渐上升，延缓动脉粥样硬化的进程，戒烟1年后，血清高密度脂蛋白胆固醇可增至不吸烟者水平，血清总胆固醇水平可降低10%。大量的流行病学调查发现，吸烟作为冠心病的主要危险因素是可逆的。停止吸烟，患冠心病的危险程度迅速下降，戒烟1年，危险程度可降低50%，甚至与不吸烟者相似。有资料表明，心肌梗死患者发病后，若戒烟，心肌梗死再发的危险性比继续吸烟者减少50%。因此，高脂血症和（或）合并冠心病者都应尽早戒烟。

在通常情况下，被认为已经不可挽救的肺癌患者会任其继续吸烟。然而，观察发现，在病情相当且接受同样治疗的肺癌患者中，停止吸烟的患者生存期明显比继续吸烟者长，最终被治愈或防止肿瘤转移的可能性也更大。专家们认为，这是因为吸烟会影响药物治疗效果，所以“任何时候戒烟都不晚”。

戒烟成功以后，决心很重要。有不少烟民与烟“藕断丝连”，在敬烟人的“好意”下，“不收白不收”的诱惑下，又重新吸烟，形成了“反复戒烟，又反复再吸”的循环，终不能与烟“一刀两断”。其实戒烟没有什么诀窍，只要有决心说到做到，说不吸就一口也不吸，就可以戒掉。很多名人，如马克思、列宁、戴高乐、里根等都是一次戒烟成功的。有的人戒烟开始有一些症状，可以用中药帮助解决。

3. 为什么服药后不能吸烟

近年来，大量研究已经证明，吸烟不仅会危害健康，还会干扰药物代谢，降低药效，甚至贻误病情。专家指出，服药后30分钟内不能吸烟。

香烟中含有的尼古丁进入人体后，会对肝脏中的代谢酶系统产生影响，使药物代谢的过程加快或变慢，导致血液中药物的有效浓度降低，不能发挥出应有的作用，影响疗效。疗效明显受到吸烟影响的药物如下。

（1）解热镇痛药：如索米痛片（去痛片）、优散痛等，吸烟者服用后，其代谢速度加快，疗效显著下降，仅为不吸烟者的10%。

（2）止痛药：吸烟者服用止痛药后，不仅疗效降低，而且其代谢产物不能迅速排出，易致蓄积中毒。又如局部麻醉止痛药利多卡因，吸烟者使用后拔牙的疼痛发生率高于不吸烟者。

（3）平喘药：如茶碱、氨茶碱等，吸烟者服用后，其分解与排泄速度比不吸烟者快了3倍，使疗效降低。

（4）抗心绞痛药：如硝苯地平（心痛定）、普萘洛尔和阿替洛尔等，在吸烟者血液中的浓度下降，且排泄增快，以致药效降低，病情加剧。如立即戒烟，则会使心绞痛发作次数减少，心功能改善。

（5）降血糖药：吸烟者口服甲苯磺丁脲、苯乙双胍（降糖灵）或注射胰岛素，均会降低药物疗效。通常胰岛素需相应增加15%～30%的用量，方能达到预期疗效。

（6）抗凝血药肝素：吸烟者肝素血浆半衰期较非吸烟者缩短，在血中消失加速，从而影响药效。

（7）抗酸药与胃黏膜保护药：如西咪替丁（甲氰咪胍）、雷尼替丁和法莫替丁等，用于治疗胃、十二指肠球部溃疡及上消化道出血时，常因吸烟使血管收缩，加之延迟胃部的排空时间，从而减慢药物在小肠内的吸收速度，而使溃疡愈合减慢。

（8）维生素C：维生素C可对抗致癌物亚硝胺，增强免疫力和预防血脂过高所致的心脏病等。吸烟影响维生素C的吸收，吸烟者血中维生素 C 浓度较不吸烟者下降约 30%，故应予以补充。

（9）抗抑郁药：吸烟可降低阿米替林、丙米嗪、多塞平（多虑平）及氯丙嗪的血药浓度，从而使药效降低。

（10）镇静药：烟草中的烟碱对中枢神经有兴奋作用，可拮抗地西泮（安定）、氯氮䓬（利眠宁）的镇静作用。

（11）利尿药：吸烟可降低呋塞米（速尿）的血药浓度，减弱其利尿效果。

（12）其他：长期吸烟者，可在气管内膜形成一层烟焦油，影响止喘气雾剂在气管内的吸收，降低药物的疗效。

4. 为什么饮酒后不能服药

下列药物不宜在酒后服用。

（1）镇静药和抗过敏药：氯丙嗪、异丙嗪、奋乃静、地西泮（安定）、氯氮䓬（利眠宁）等镇静药，氯苯那敏（扑尔敏）、赛庚啶、苯海拉明等抗过敏药物，如果和酒同时服用，轻则使人昏昏欲睡，重则使血压降低，呼吸抑制而死亡。

（2）抗凝血药：大量饮酒对抗凝血药，如肝素、双香豆素等均有影响，由于肝中分解药物的酶受到抑制，使这些药在体内的半衰期延长，而导致蓄积中毒。

（3）止血药：因酒精对凝血因子有抑制作用，所以酒精与止血药如维生素 K、卡巴克络（安络血）等的作用是相互对抗的，故酒后不宜使用这些药物。

（4）抗心绞痛药：如硝酸异山梨酯（消心痛）、硝酸甘油可骤然扩张血管，若与酒合用，酒会加剧这些药物所致的头痛等不良反应。

（5）降血压药：如利舍平（利血平）、硝苯地平（心痛定）等，若与酒同服或在服药期间饮酒，因酒能引起血管扩张，从而易出现低血压，严重时可危及生命。

（6）洋地黄类药：如地高辛等，酒精会增加机体对该类药物的敏感性，导致洋地黄中毒。

（7）降血糖药：喝酒以后再服降血糖药，酒能增强降血糖药物的作用，易引起低血糖休克。

（8）水杨酸类解热镇痛药：如阿司匹林本身就有损伤胃黏膜，引起胃炎的不良反应，如与酒同服，可诱发溃疡或引起急性出血性胃炎。

（9）抗抑郁药：喝酒以后服用抗抑郁药，可造成兴奋过度，还会引起血压过高，导致脑出血而危及生命。

（10）利尿药：喝酒后服大量的利尿药如氢氯噻嗪（双氢克尿塞）等，会引起血压过低和头晕等不良反应。

（11）利福平、红霉素和抗血吸虫药：这些药物对肝脏有毒性，若与酒合用会使毒性增加，从而加重对肝脏的损害。

（12）苯妥英钠、安乃近、苯巴比妥：酒精对肝药酶起诱导作用，使这些药物在体内的代谢加速，半衰期缩短，药效下降。

（13）维生素类药：饮酒会妨碍维生素类药物的吸收，所以服这类药物不宜饮酒，以免影响疗效。

（14）雌激素类药：妇女服用雌激素类药物之后饮酒，其肝脏分解激素的速度延缓，从而使血液中的雌激素水平在数小时内大幅度增加。经常饮酒，会使雌激素长期处于过高水平，使乳腺癌的发病危险性增加。

（15）头孢类抗生素：不论是静脉注射或口服，这类药物中有些成分会抑制酒精在体内的代谢，造成酒精在体内蓄积，损伤肝、肾和心脏，引起机体的毒性反应，即使少量的酒精和这类药混合后也可能导致中毒。

因酒在体内代谢有一个过程，为了减少酒对药物作用的影响，应在服药前 1 ～ 2 天至停药后 3 ～ 4 天内禁止饮酒。

5. 老年人饮酒要注意哪些问题

许多老年人有饮酒的习惯，饮少量酒对老年人有健身作用。酒可以通经活络，祛风散寒，振奋精神，消除疲劳。老年人食量小，餐前少量饮酒可刺激味觉，增加唾液等消化液分泌，增进食欲，促进胃肠消化与吸收。老年人由于气血渐衰，易腰酸腿痛，容易疲劳。冬春寒冷季节，老年人易畏寒怕冷，少量饮酒可以促进血液循环，通络舒筋，消除疲劳，帮助睡眠。少量饮酒对预防老年性心血管病也有好处。对于健康的老年人，除了可少量饮用一些啤酒、葡萄酒等低度酒之外，还可酌情饮一些优质绍兴黄酒。但是，饮酒过多也是有害的。

饮酒过量能使人提前衰老，寿命缩短。据医学界统计，长期大量饮酒的人平均寿命比不喝酒或少饮酒的人减少 5 ～ 10 年。酗酒可使脑细胞受损，引起头脑不清、智力迟钝、注意力不集中、记忆力明显减退、分析判断力下降等，严重时甚至可引起肝脏功能减退。因此，老年人要有节制地适量饮酒，用几个字概括就是“适量，慢饮，不空腹饮酒”。

有些老年人还喜欢喝药酒，但喝药酒应注意：以药酒祛病强身贵在持续少量饮用。可以先从小剂量开始，逐步增加到需要服用的量。不习惯饮酒者，可以用水稀释后服用。药酒之处方并非一成不变，病症有变，则应在有经验的医生指导下进行调整。饮用时间较长者，可能造成体内蛋白质损失，可适当补充蛋白质，如常食蛋类、瘦肉等食物补充。

应该注意，糖尿病患者在服用药酒的同时，再口服降血糖药物或注射胰岛素，会出现严重的低血糖症状，并有产生不可逆性神经系统病症的可能。服用药酒的患者均需注意，不可服用苯巴比妥、呋喃唑酮（痢特灵）等药物，以防降低药效和引起严重的中毒反应。此外，口服补益类药酒忌食蒜、葱、萝卜；服用解毒作用的药酒忌油腻、腥臭、生冷等不易消化的食物。

6. 为什么老年人饮酒要先懂酒

适量饮酒可使全身组织特别是动脉血管平滑肌松弛，使血管扩张，并且能升高血液高密度脂蛋白，有利于血压下降及保护心肌细胞，有益于温通血脉、调和气血，是一种美好的生活享受。酒分很多种，功效也各不相同。

（1）黄酒：含有丰富的糖类、甘油、糊精、酯类、氨基酸和维生素等多种营养成分，集饮料、药用、作料于一身，其所含低分子糖类、多肽、氨基酸以浸出物状态存在，极易为人体吸收，并有镇静安眠之功效。

（2）低度白酒：优质低度白酒刺激性小，醇而不烈。适当饮用能舒筋活血，并能增加血液中的高密度脂蛋白，减少低密度脂蛋白；能使胆汁中的胆固醇含量减少，对于防治胆结石有帮助；还能消除沉积在动脉壁上的有害胆固醇类，起到保护心血管的作用。

（3）葡萄酒：也就是红酒。每天适当喝点葡萄酒对身体健康非常有益。葡萄酒中含有糖类、氨基酸、维生素、无机盐，这些都是人体必需的营养素。特别是对体弱者，经常饮用适量葡萄酒对恢复健康有利。葡萄酒中的酚类物质具有抗氧化剂的功能，因此经常饮用适量葡萄酒具有防衰老、益寿延年的效果。

（4）山楂酒：具有开胃止痛、消食化积、治痢止泻、镇痛收敛、调经化瘀、活血止血、软化血管、降脂降压等功效，老年人也可饮用。

（5）保健滋补酒及药用酒：酒中加入中草药材，具有特殊功效。如人参酒能补中益气、开胃健脾；枸杞酒能补肾益精、润肺明目；五加皮酒能除风湿、壮筋骨。

因此，老年人适量喝点酒是有益于身体保健的，但饮酒一定要适量，白酒每天以不超过 50 克为宜，药用酒应遵医嘱。肝病患者及饮酒过敏者，则禁忌饮酒。

7. 肝病患者为什么须戒酒

大量饮酒是肝病的常见病因。饮酒时间越长，量越大，对肝脏损害越严重。酗酒引起的肝损害，目前已知可分为脂肪肝、酒精性肝炎及肝硬化三种类型。三者可以单独存在，亦可两者或三者并存，通常是先经过脂肪肝、酒精性肝炎，再过度为肝硬化，此时后果就严重了。发生酒精性肝病一般与下列因素有关。

（1）每日过量饮酒连续 10 年。

（2）女性酒精摄入量为男性 2/3 即可发病。

（3）不同种族的人群，因肝脏乙醇、乙醛代谢酶的遗传差异，对酒精的处理能力是不同的，所以酒精性肝损害存在着个体差异。

（4）空腹饮酒、饮用酒精浓度高的烈性酒，肠道吸收酒精多，血液酒精浓度就高，更容易引起肝损害。

（5）肥胖与饮酒有协同促进肝损害的作用，故超重和肥胖者应严格禁酒。

正常人少量饮酒后，肝脏可将其代谢解毒，不致引起肝损伤。而肝病患者由于肝细胞已受损害，肝功能不好，特别是酒精代谢所需的各种酶活性降低及分泌减少，使肝脏对酒精的解毒能力大大下降，即使少量饮酒，包括葡萄酒、啤酒等低度酒，也会导致肝损害加重，甚至危及生命。

此外，饮酒打乱了肝脏对糖类、蛋白质、脂肪的正常代谢，致使人体缺乏蛋白质、糖类、叶酸、维生素 B_6、维生素 B_{12} 等营养物质，从而进一步影响肝细胞的再生而加重病情。故肝病患者要绝对禁酒，即使在肝病获得痊愈后，也应滴酒不沾。

8. 长期大量喝啤酒有哪些危害

啤酒含有丰富的糖类、维生素、氨基酸、无机盐和多种微量元素等营养成分，被称为“液体面包”，适量饮用，对散热解暑、增进食欲、促进消化和消除疲劳均有一定效果。但近年来的医学研究发现，长期大量饮用啤酒会对身体造成损害，专家称之为“啤酒病”。

（1）“啤酒心”：在酒类中，啤酒的酒精含量最少，许多人把啤酒当作消暑饮料。但如果无节制地滥饮，体内累积的酒精就会损害肝功能，增加肾脏的负担，心肌组织也会出现脂肪细胞浸润，使心肌功能减弱，引起心动过速；加上过量液体使循环血量增多而增加心脏负担，致使心肌肥厚、心室扩大，形成“啤酒心”，长此以往可致心力衰竭、心律失常等。啤酒每次饮用量不宜超过 300 毫升（易拉罐不足 1 罐），一天不宜超过 500 毫升（约 1 瓶），每次饮用100～200毫升更为适宜。

（2）铅中毒：啤酒酿造原料中含有铅，大量饮用后，血铅含量升高，使人智力下降，反应迟钝，严重者损害生殖系统；对于老年人，易致老年性痴呆。

（3）“啤酒肚”：由于啤酒营养丰富、热能高，长期大量饮用会造成体内脂肪堆积，致使大腹便便，形成“啤酒肚”，常伴有血脂、血压升高。

（4）结石和痛风：相关资料表明，萎缩性胃炎、泌尿系结石患者，大量饮用啤酒会导致旧病复发或加重病情。啤酒含有钙、草酸和嘌呤核苷酸等，它们相互作用，能使尿酸量增加1倍多，不但促进胆、肾结石形成，而且可诱发痛风。注意：吃海鲜时不要喝啤酒，否则极易引起痛风、胆结石、肾结石发作。

（5）胃肠炎：大量饮用啤酒，可使胃黏膜受损，造成胃炎和消化性溃疡，出现上腹不适、食欲缺乏、腹胀和反酸等症状。

（6）癌症：饮啤酒过量还会降低人体抗病反应能力。美国癌症专家发现，大量饮啤酒的人患口腔癌和食管癌的危险性要比饮烈性酒的人高3倍。

以下人群不宜饮啤酒：①消化道疾病患者，如患有胃炎、胃溃疡、结肠炎的患者。②肝病患者。有急、慢性肝病的人，其肝脏功能不健全，不能及时发挥解毒功能，容易发生酒精中毒，而且酒精会直接损伤肝细胞。③心脑血管疾病患者和孕妇。④对酒精过敏的人。

9. 酗酒对身体有哪些危害

酗酒被定义为受基因、心理和环境等因素共同影响的一种慢性疾病。这种疾病是缓慢发展的、致命的。其症状包括：无法控制喝酒的量，受酒精的诱惑，即使在后果很严重的情况下，也无法控制自己喝酒，思维混乱，消极。随着年龄增长，因酗酒而引发的不良反应也会愈加严重。

（1）酗酒最伤胃和肝：少量酒精能刺激胃酸分泌，帮助消化；过量酒精则可抑制胃酸分泌，影响消化，使食欲减退，同时因对胃黏膜的强烈刺激，易发生急、慢性胃炎和胃溃疡等疾病。调查发现，97% 的嗜酒者患有各种胃肠疾病。

酒精性肝病是因为酗酒而造成的。少量饮酒，酒精可经肝脏分解、解毒和排泄；大量饮酒则可对肝脏产生毒性，引起酒精性肝病，包括酒精性肝炎、酒精性脂肪肝和酒精性肝硬化，有时三者也可混合存在。

（2）酗酒伤害脑和心：少量饮酒对大脑有兴奋作用，长期嗜酒则对大脑起抑制作用，使整个大脑和脑干萎缩。有资料报道，每日饮烈性白酒 1/4 升，2 年后可出现人格改变、智能障碍（进一步发展为“痴呆”）、走路蹒跚不稳、语言含糊、动作笨拙等，其他如幻觉、谵妄、震颤、抽动，甚至癫痫样发作等全脑萎缩症状。所以，“酒鬼脑子轻”的说法不无道理。

中等剂量的酒精可引起血管扩张，心跳加快，增加心脏的耗氧和负担，使患有冠心病的心肌进一步缺血，容易引起心绞痛和心肌梗死，以及心律失常，心力衰竭。长期嗜酒可使心肌中的脂肪组织增加，心功能减退，心脏扩大，血液中的脂肪在血管壁上沉积，血管腔变小，血压升高，易发生“酒后脑出血”。

（3）酗酒可致癌：大量研究报道，酒精能导致肝癌、舌癌、喉癌、口腔癌、直肠癌、乳腺癌等，长期饮用过量的低浓度酒精饮料也能导致细胞癌变，致癌率是不饮酒的 2 ～ 3 倍。

10. 饮茶对身体健康有哪些好处

茶作为我国的传统饮料，历史悠久，深受人民群众的喜爱。茶叶的保健功效，是其他饮料无可取代的。茶含有茶多酚、氨基酸、维生素、多糖、咖啡因、无机盐及微量元素等。我国的茶叶，品种多，质量好，根据茶叶的外形和茶质的特点可分为绿茶、红茶、白茶、青茶、黑茶等。饮茶对身体健康十分有利。

（1）饮茶可以减肥：茶叶所含的儿茶素、胆甾烯酮、咖啡因、肌醇、叶酸、泛酸等多种成分综合作用，有预防和抑制肥胖的功效。乌龙茶对脂肪分解的作用较强，可以帮助解除油腻，帮助消化，有减肥作用。云南产的普洱茶可降低人体中的三酰甘油和胆固醇。

（2）饮茶可预防龋齿：饮茶或用茶水漱口、刷牙，不但能除口臭，还可预防龋齿。这是因为茶中含有氟，氟离子与牙齿的钙质有很大的亲和力，二者能形成一种较难溶于酸的“氟磷灰石”，就像给牙齿加上一个保护层，提高了牙齿的防酸抗龋能力。在低氟地区，提倡饮用一般低档茶（高档茶和名茶含氟量较低），可以预防龋齿。

（3）饮茶有预防心血管疾病的作用：饮茶对心血管疾病如高血压、冠心病等有一定的预防作用。饮茶能降低血脂和胆固醇，还有一定的降血压作用，有研究者对饮茶与冠心病的关系进行调查发现，不饮茶者冠心病发病率为 3.1%，偶饮茶者为 2.3%，常饮茶者为 1.4%，可见饮茶可预防冠心病。

（4）茶叶是肠道疾病的良药：现代医学研究证实，茶多酚能凝固细菌蛋白质，将细菌杀死。如把霍乱弧菌、伤寒杆菌、大肠埃希菌等放在浓茶汤中浸泡几分钟，多数细菌会失去活动能力。因此，中医学和民间常用浓茶或以绿茶研末服用，治疗细菌性痢疾、肠炎等肠道疾病。

11. 饮茶有哪些注意事项

茶有提神、解渴、助消化、去油腻、降血脂等保健功能，但饮茶也得有规矩。《茶经》中提到的饮茶原则是“清淡为好，适量为佳，饭后少饮，睡前不饮，即泡即饮”，一直沿用至今。

（1）不喝太浓的茶：过浓的茶会产生过强的刺激，使机体产生依赖性。此外，茶碱过多会加速动脉硬化，容易诱发心绞痛。浓茶中的鞣酸可沉淀蛋白质和维生素，妨碍胃液分泌，刺激胃肠黏膜引起功能失调，导致消化不良、大便干燥硬结等症状。

（2）不宜直接用煮沸的水冲茶：沏茶的水温最好在80℃左右。不宜用沸水冲茶，因为高温可破坏茶叶的有益成分，使茶水中的鞣酸含量相对增高。

（3）不宜喝隔夜茶：放置8小时以上的茶水，鞣酸等成分相对增加，对人体健康不利。

（4）饭后不宜喝浓茶：许多人习惯在饭后喝杯浓茶，以为这样可以解油腻，事实上并非如此，因为茶叶中含有大量鞣酸，能与蛋白质形成具有收敛性的鞣酸蛋白，使肠道蠕动减慢，造成便秘，还可增加有毒物质对肝脏的损害作用。因此，专家推荐餐后30分钟再饮淡茶。

（5）孕妇不宜多饮茶：孕妇如果喝茶过多、过浓，尤其是饮用浓红茶，会对胎儿产生不良影响。这是因为茶叶中含有一定的咖啡因，浓红茶中含量更高。咖啡因具有兴奋作用，可刺激胎儿，增加胎动，甚至危及胎儿的生长发育。

（6）不宜饮浓茶解醉酒：这是因为，酒精进入人体后，90%的酒精由肝脏分泌的醇脱氢酶和醛脱氢酶分解为水和二氧化碳排出体外，如果醉酒后马上喝大量浓茶，就会使大量乙醛（酒精分解时的中间产物）通过肾脏从尿中排出，从而对肾脏造成损害。

（7）便秘者不宜饮茶：因为茶叶中含有大量鞣酸，有很强的收敛作用，会影响胃肠的蠕动，从而加重大便干结。

（8）不宜用茶水送药：因为茶叶中含有多种结构复杂的化学成分，能与某些药物发生化学反应，对抗或干扰药物作用，影响药物的吸收，使药物的疗效降低或失效，甚至发生不良反应，所以吃药忌用茶水送服。服中药人参、党参等，也不要用茶水送服。

（9）心律失常或心动过速的人不宜过多饮茶：因为饮茶可刺激心肌、增加氧耗，使心跳加快、呼吸加快加深，导致患者更加不舒服。

（10）患有溃疡病的人不宜过多饮茶：这是因为茶叶中的生物碱可降低人胃里的磷酸二酯酶的活性，从而使胃壁细胞分泌出大量胃酸，胃酸过多必然要影响到溃疡面的愈合。

（11）感到饥饿或空腹时不宜过多饮茶：饮茶可以帮助消化，本身已经感到饥饿再饮茶会觉得更加饥饿，而且空腹饮茶易引起“醉茶”不适。

五、心理平衡

（一）心理健康

1. 关注老年人心理健康有什么意义

随着现代医学模式的确立，心理健康成为生理 - 心理 - 社会医学模式下健康概念的重要组成部分，也是老年人生活质量评价和健康测评中不可缺少的内容之一。

老年人随着年龄的增长，包括大脑在内的诸器官衰退和功能逐渐下降，大多会体弱多病，这是正常生理现象。如果老年人遇到疾病就惊慌失措，从自己生活的环境中退缩，性格变得孤僻，情绪低落，焦虑紧张，常有怨恨情绪或易发脾气，则不但不利于康复，还容易增加精神负担，导致心理疾病。

对老年人来说，抑郁、烦恼、发怒等消极情绪，往往是引起或激发某些疾病的心理因素。例如，过分抑郁或恐惧，会导致心肌梗死、脑出血等疾病。人在发怒、恐惧或震惊时，心跳加快，血压上升，呼吸短促；人在焦虑、忧郁时，会抑制胃肠蠕动和消化液的分泌。目前，我国 60 岁以上老年人群中，有认知功能减退和痴呆、心理障碍、焦虑者分别占 10%、5% 和 4%。

研究证明，许多癌症患者在发病前大多曾有过持续的消极情绪，或遭受过重大的情绪挫折。消极情绪可使人的大脑活动功能降低，并引起免疫力降低，使机体的抗癌能力下降。很多常见病的发生、发展与心理行为因素有关，特别是心脑血管病和恶性肿瘤。

现在，不少老年人及其家人对心理健康问题关注不够，导致很多老年人情绪低落、心情郁闷，再加上在现实生活中遇到“消极事件”，如配偶去世、晚辈对自己不孝顺、儿孙在外地谋生不能和自己朝夕相处、退休之后昔日的同事和下属对自己日渐疏远等种种原因，使老年人找不到自己的价值所在，认为自己对社会已经无所贡献，像被社会抛弃了一样，从而导致心理健康状态更加不良。

老年人的心理健康决定着他们的身体健康。要想保持健康的身体，就要遵从“笑一笑十年少”的原则，使自己愉快地度过晚年美好时光。专家建议，老年人应培养健康的兴趣爱好，积极参与社会交往和公益活动，如精力许可也可以进行一些非职业性的工作，发挥自己的余热，让自己的生活充实起来，对愉悦身心、排遣孤独，以及保持心理健康大有益处。

2. 老年人通常可发生哪些心理变化

老年人的心理变化是指心理能力和心理特征的改变，包括感知觉、智力和人格特征等方面的变化。老年人的心理变化主要表现在以下几方面。

（1）情绪不稳定：有些老年人变得多疑善感，容易激动，可为小事而大发脾气，对周围事物总感到看不惯、不称心；有的还固执己见，自以为是，倚老卖老；有的变得郁郁寡欢，苦闷压抑，情绪低落，或是显得淡漠无情，凡事无动于衷。单独居住的老年人，常因寂寞无聊、孤独而郁闷、抑郁。

（2）记忆力减退：老年人记忆力常有减退，以近时记忆较明显，如昨天吃的什么菜、几天前有谁来看望过自己都会想不起来；东西放下就忘，经常要寻找钥匙、眼镜、钢笔等小物件；见到熟人一下子想不起名字，自己也感到精力和脑力不足；空间概念和抽象理解、分析和概括能力都会减退，计算能力也会缓慢迟钝，容易出错，新的知识难以吸收。

（3）性格变得怪僻：有的老年人不愿与外界联系，待在家里，与世隔绝；有的心胸狭窄，十分吝啬，视钱如命；有的说话啰唆重复，过于小心谨慎，唯恐出错；有的变得不修边幅，生活懒散，不注意个人卫生；还有的变得幼稚，喜欢与孩子们在一起，贪吃零食；或变得自私、贪婪，好占小便宜。

（4）自我意识增强：人到了老年期，人的特性或个性，包括性格、兴趣、爱好、倾向性、价值观、才能和特长等也相应有些变化。以自我为中心，如对健康和经济的过分关注和担心所产生的不安；由焦虑、保守、孤独、任性，把握不住现状而产生的怀旧和发牢骚等；思维方式固执、不灵活，思想保守僵化，偏爱旧的风俗习惯和文化娱乐，厌烦新鲜事物，社会适应性减退。

（5）过度关心病痛：对病痛关心过度，常把注意力集中在身体的某些不适上，担心患了不治之症，即使检查结果正常，也不放心，神经过敏，焦虑多疑。由疑病而恐病，由恐病而惧死，忧心忡忡，惶惶不可终日。

（6）依赖性增强：自己能干的事也不愿去做，过度依赖别人的照顾，时常以种种不适引起别人关注，希望得到他人的重视和尊敬。行为表现幼稚，导致生活能力退化。

正常老年人的心理状态改变有一定范围，但若过分突出，尤其与一般同龄老年人相比已明显不同，则要考虑有无老年期精神疾病的可能。

3. 老年人的心理活动可分为哪些类型

老年人的心理活动可分为下面几种典型类型，对某一位老年人来说可能不完全符合，但其可能有一种类型的特征会较为明显。

（1）愉快积极型：这类老年人性格开朗，心情愉快，热爱生活，积极参与各种活动，喜欢做一些力所能及的事。

（2）直接兴趣型：这类老年人能理智地接纳和适应离退休后的变化，坦然而合理地处理生活中遇到的各种问题，对生活知足常乐，并能主动搞好人际关系。

（3）关心健康型：这类老年人特别关注自己的健康，唯恐年老体弱多病。有的人确实有病，但夸大病情；有的则是基本无病，却千方百计找出自己的“病”。

（4）自我超脱型：这类老年人性格一贯内向，离退休后更是减少社交。他们对晚年生活要求不高，能平静地应付生活中的各种问题，不轻易开口求人，往往有抑郁心理。

（5）追求支持型：这类老年人依赖性强，需要别人在情感上支持他们，在生活上帮助他们，通过别人的同情获得自己情感上的满足。一旦这种需要得不到满足，就认为别人瞧不起自己或不愿意帮助自己，从而出现沮丧情绪。

（6）坚持工作型：这类老年人通常是一些青壮年时期胸怀大志但是壮志未酬的人。他们总是用忙碌的行为和更加努力工作，来证明自己还有能力。

（7）苦闷冷淡型：这类老年人认为生活很苦，而自己对现状又无能为力。他们内心很痛苦，于是只能以回忆以前愉快的经历作为乐趣。他们给人的印象是冷漠无情，其实是无可奈何的表现。

（8）自卑自责型：这类老年人回顾自己的一生后，发现一些目标没达到，他们把这些失败都归因于自己无能，常常自责，甚至有自我犯罪感。这类老年人极其自卑，常常自怨自艾、沮丧和心灰意冷。

（9）怨恨愤怒型：这类老年人往往多疑，把自己看作是社会环境的牺牲者，似乎谁都跟他过不去，感到生活毫无乐趣。回顾往事，把失败原因归咎于客观，把怨恨发泄在别人身上。他们人际关系很差，性格孤独、怪僻。

4. 老年人有哪些常见的心理需求

随着年龄的增长和身心状况的变化，老年人的心理需求也逐渐发生变化，最常见的有以下几种心理需求。

（1）工作和学习：离退休的老年人，多数尚有工作能力和学习要求，骤然间离开工作岗位肯定会产生许多想法。对这样的老年人，如不给予工作和学习的机会，老年人自己又不能创造这方面的条件，将会影响他们的身心健康。

（2）身体健康：人到老年，常会有恐老、怕病、惧死等心理，因此健康对老年人来说是一件尤其重要的事情。身体健康，是保证老年人心理健康的基本条件。

（3）有所依靠：人到老年，精力、体力、脑力等都有所下降，有的老年人生活不能完全自理，希望得到更多的关心和照顾。子女孝顺将使他们老有所依。生活有所依靠，老年人心理上才不会失落、孤单甚至绝望。

（4）和睦幸福：老年人都希望有个和睦的家庭和融洽的环境。不管家庭经济条件如何，只要夫妻关系亲密，家庭和睦；子女关系和谐，年轻人尊敬、孝顺老人；邻里关系融洽，互敬互爱、互帮互助，老年人就会感到温暖和幸福。

（5）环境安静：老年人一般都喜欢安静，怕吵怕闹，环境过于喧闹会让老年人烦躁不安。有的老年人就怕过星期天，儿孙们都来了，乱哄哄地度过一天，有些老年人是受不了的，他们把这叫作“苦恼的星期天”。但老年人对生活环境也不能苛求绝对的安静，生活环境中各种适当的良性刺激有益身心健康，如儿孙来了，一家人热热闹闹，共享天伦之乐，何尝不是件快事。

（6）受人尊敬：老年人离开工作岗位以后，可能会出现情绪低落，如果得不到尊重，就会产生悲观情绪，甚至不愿意出门，久而久之，就会引起抑郁，为疾病埋下祸根。精神关爱是确保老年人心理健康、永葆青春的关键。人到老年，社会的关心、单位的照顾、子女的孝顺、朋友的往来、老伴的体贴，会使他们感到受人尊重、受人关爱。

（7）再婚求偶：老年人丧偶以后，生活寂寞，子女又各自有自己的事情，而且任何人都无法取代配偶的位置。因此，子女应该支持老年人的求偶需求，让老年人有一个快乐温暖的晚年。

（8）社会交往：老年人应加强人际交往，多和同龄人来往，保持心理健康。最好能培养一些兴趣和爱好，如上老年大学、养鱼、养花、参加社区健身活动等，转移自己的注意力。

5. 影响老年人心理健康的因素有哪些

研究发现，人类65%～90%的疾病都与心理上的压抑有关。

85% 的老年人或多或少存在着不同程度的心理问题。对老年人而言，老化情绪是形成心理压抑的一个重要方面。老年人的心理健康是由许多因素所决定的，以积极的心态克服不利因素，则有利于心理健康。

（1）生理因素：人到老年，大脑功能和其他生理功能开始退化。如果此时能有效延缓大脑衰老，这对于心理健康无疑是一个良好的基础。如果大脑衰老过快或者个人不能很好地调节，则有可能导致心理失常。

（2）环境因素：人的心理健康与否与环境有直接的关系。如果生活在一个良好和谐的环境里，人的心理健康状态就会很好；如果生活在一个经常受到恶性刺激的环境里，就有可能产生不良心理，甚至心理变态。最多见的不利因素是周围环境的突然变化，以及社会和家庭人际关系上一些不和谐因素的影响，老年人对此往往不易适应，从而加速了衰老过程。

（3）生活因素：老年人参与有意义的活动，保持良好的生活习惯，有益于心理健康；若参与一些不良活动和有一些不良生活行为，如赌博、酗酒等，就会损害心理健康。此外，老年人要以宽容、乐观的心态对待发生在自己身上的重大变故，确保身心健康。

（4）文化因素：如果一个人有较高的文化素养，他会对人生有一个正确态度，能正确处理人生道路上遇到的一切挫折和不幸，而不会因意外情况的产生而导致心理失常。性格开朗、心态平和是长寿老人的共同性格特点。老年人要想获得平和的心态，最好的办法就是宽容、豁达，给记忆“装一层滤网”，“滤”去过去的不愉快，只留下快乐与自己相伴。

（二）心理障碍

1. 老年人在生活中常有哪些心理矛盾

俗话说“家有一老，如有一宝”，不过这个“宝”有时也会出问题。老年人因受多种心理矛盾的影响，心理健康容易出现问题，需要社会和家人及时加以调节。

（1）角色转变与社会适应的矛盾：调查显示，很多工人在退休后由于摆脱了沉重的体力劳动，有更充裕的时间料理家务、消遣娱乐和结交朋友，并且有足够的退休金和公费医疗，所以内心比较满足，情绪较为稳定，社会适应良好。但离、退休干部在离、退休之前，有较高的社会地位和广泛的社会联系，其生活的重心是机关和事业。离、退休以后，生活的重心变成了家庭琐事，社会联系骤然减少，使他们感到很不习惯、很不适应。

（2）老有所为与身心衰老的矛盾：一些具有较高价值观念和理想追求的老年人，在离开工作岗位之后通常都不甘于清闲。他们渴望在有生之年，能够再为社会多做一些工作，所谓老有所为，然而却是心有余而力不足。他们或者机体衰老严重，或者身患多种疾病，或者在感知、记忆、思维能力等方面明显衰退。这样就使得他们在志向与衰老现实之间形成了矛盾，有的还为此而陷入深深的苦恼和焦虑之中。

（3）老有所养与经济保障不充分的矛盾：一些缺乏独立经济来源或可靠经济保障的老年人，心理困扰较重。由于缺乏经济收入，社会地位不高，容易产生自卑心理。他们性情郁闷，处事小心，易于伤感。如果受到子女的歧视或抱怨，有些性格倔强的老年人常常会滋生一死了之的念头。因此，老有所养与经济保障不充分的矛盾，既是社会矛盾，也是个人心理矛盾。

（4）安度晚年与意外打击的矛盾：老年人都希望平平安安、幸福美满地度过晚年，而且大多希望长寿。但这种美好愿望与生活事件的意外打击或重大刺激，往往形成强烈的对比而形成深刻的矛盾。例如，老年人突然遭遇丧偶的打击，若是缺乏足够的社会支持，会很快垮掉，甚至导致早亡。据统计，居丧老年人的死亡率是一般老年人死亡率的 7 倍。除丧偶之外，夫妻争吵、亲友亡故、婆媳不和、突患重病等意外刺激，对老年人的心灵打击也是十分严重的。

2. 老年人怎样摆脱老化情绪的影响

老化情绪是老年人对各种事物变化的一种特殊的精神神经反应。这种反应因人而异，表现复杂多样。对老年人而言，老化情绪是形成心理压抑的一个重要因素，严重干扰和损害老年人的身心健康，引发各种生理和心理疾病，加速衰老。老年医学研究证实，老年人老化情绪的产生大致有以下几个方面的原因，其表现也各不相同。

（1）衰老和疾病：人到 60 岁以后，体力和记忆力都逐步下降，引起一系列生理和心理上的退行性变化。这种正常的衰老变化使老年人难免有“力不从心”的感受，并且带来一些身体不适和痛苦。尤其是 80 岁以上高龄老人，甚至担心“死亡将至”而胡乱求医用药。若在衰老的基础上再加上疾病，有些老年人就会产生忧愁、恐惧心理。

（2）心理创伤：有调查表明，心理创伤对老年人的生活质量、健康水平和疾病防治有重要影响。有些老年人因此陷入痛苦和悲伤之中不能自拔，久而久之必将有损健康。研究提示，巨大心理创伤导致的精神疾病可能会损害大脑的记忆区域。即使疾病痊愈，大脑损伤也会使老年健忘的症状提早到来。

（3）环境变化：最多见的是周围环境的突然变化，以及社会和家庭人际关系的影响。老年人对此往往不易适应，加速其衰老过程。此外，孤独空虚、死亡临近等亦引起老化情绪，对老年人的心理健康也有一定的影响。

老年人摆脱老化情绪影响，保持良好心理状态的方法是：① 作为老年人本身，应端正心态，接受现实，不论遇到什么困难，一定要对生活抱一种现实的积极态度，自己关心自己，宽慰自己，设法保持心理平衡。② 生活实际表明，长寿老人往往都开朗、热情、善解人意，他们与世无争，不易动怒，感到自己的生活很充实。这是值得效法的。③ 老年人应积极地参加一些社会活动，培养广泛的兴趣爱好，如书法、戏剧、绘画、养花等，以陶冶情操。同时，处理好各方面的人际关系，做到与众同乐。④ 老年人要广结朋友，包括青少年朋友、异性朋友。遇到一些不愉快的事时，可以在知己好友中宣泄出来，互相安慰和交流，以利于心情舒畅，保持心理平衡。

3. 为什么老年人的性格容易发生变化

随着年龄的增长，不少人进入老年期后在性格上都有不同程度的变化，诸如变得多愁善感，不愿与人交往，固执己见，以自我为中心等。专家指出，老年人的性格与所处的地位、受教育的程度、健康状况及当时的环境密切相关，与主观因素、客观因素都有关。

首先，由于器官的变化和生理功能的减退，老年人的听力、视力、表达能力及生活能力均不如中青年时期，导致其行为的改变。同时，老年人记忆能力下降，远期记忆较近期记忆好，对往事的回忆非常准确，但接受和理解新生事物却相对迟缓；遇事力不从心，情感脆弱，情绪不稳，甚至不讲道理，成了人们常说的“老小孩”。

其次，老年人直接依赖于生理结构的智力功能下降。与知识积累和经验有关的习惯性智力常随年龄增长而增长，而解决问题的能力、逻辑推理能力、批判性思维能力下降，灵活性也下降。

其三，离退休老人生活环境发生改变，对其心理活动产生影响。一些事业心较强的人，年龄到了一定的界限时即要退休，会产生严重的失落感，情绪抑郁。工作、生活环境发生改变，心里不痛快，导致孤僻。当贫困或丧失亲人时，容易产生孤独感和压力感、伤感、消沉及烦躁等心理障碍。

其四，经济条件较差、家庭成员间关系不好或遭遇不幸和挫折的老年人，由于受到精神紧张刺激，使其适应环境的能力、活动能力等减弱，悲观消极的情绪增强，情绪趋向不稳定，表现为易兴奋、激惹，喜欢唠叨、与人争论，易冲动且难以平静下来。

老年人发生一些性格或行为变化的偏异，有的可能是器质性病变的缘故，有的可能是非器质性的（即脑部没有发现器质性病变）。

老年人的自控能力变弱，原来比较隐蔽的性格特征可完全暴露出来。有的性格由和蔼可亲变得厌恶别人；有的由意志坚定、作风正派变得轻浮庸俗；有的由浪费或慷慨变得吝啬贪财；有的由原来脾气急躁、心直口快变得谨慎稳重、圆滑周到等。

老年性格变化是心理年龄特征的表现，应该得到社会与亲属的理解，万不可指责、埋怨，让其适当的宣泄比压抑更有益于心理健康。针对老年人的特点，应该巧妙引导，家人不要强硬对抗，而应在肯定老年人的同时，不知不觉间对老年人的心理活动给予引导，以便老年人更好地适应老年生活。

4. 如何应对老年人常见的心理问题

除了身体衰老之外，老年人的消极心理也是引发老年性疾病的主要因素。目前，精神心理因素致病已成为威胁老年人健康的首要问题。老年人常见的心理问题和解决方法如下。

（1）黄昏心理：因为丧偶、子女离家工作、自身年老体弱或罹患疾病，感到生活失去乐趣，对未来丧失信心，甚至对生活前景感到悲观等，对任何人和事都怀有一种消极、否定的灰色心理。

老年人和子女在一起生活能避免产生孤独感，与子女产生意见分歧时，应采取豁达、乐观的态度，以保持家庭关系和睦。

（2）自卑心理：由于退休后经济收入减少，社会地位下降，感到不再受人尊敬和重视，而产生失落感和自卑心理。

用积极的态度对待生活，可延缓大脑退化，保持生命活力。消极的生活方式会削弱机体的抗病能力和适应能力，从而加重疾病，甚至加速死亡。

（3）无价值感：对退休后的无所事事不能适应，认为自己成了家庭和社会的累赘，失去存在的价值，对自己评价过低。

老年人适当多参与一些力所能及的公益活动，多献一份爱心，让自己觉得对社会有用，从内心感到欣慰和满足。

（4）不安全感：有些老年人对外界社会的某些事物很反感，

有偏见，从而封闭自己，很少与人交流，同时，也产生孤独无助的感觉，变得恐惧外面的世界。

老年人要以理智的方式看待各种问题，控制自己的情绪，调整心态，使心情始终保持平静。

（5）老年性精神障碍：有些老年人缺少规律的生活，又很少参加群体活动，或是家庭中夫妻关系、亲子关系不和，生活没有愉悦感，可能诱发各种精神障碍，如神经衰弱、焦虑症、抑郁症、疑病症、恐惧症、强迫症、癔症等。

对老年性精神障碍宜采取综合措施：① 良好的家庭照顾；② 舒适的休养环境；③ 支持性心理治疗；④ 鼓励参加文娱活动；⑤ 保证足够的营养；⑥ 预防感染等躯体合并症和走失等意外；⑦ 合理的药物治疗。

（6）老年性精神病：近年来，老年性精神病的发病率也有增高趋势。常见的老年性精神病包括老年性情感性精神病、老年性痴呆和老年性精神分裂症，以及由于某些慢性疾病引起的大脑衰退和心理变态等。

老年性精神病的治疗要点不只在于服用药物与生活调理，更重要的是子女等亲属与其进行交流，需要身边的亲人在心理上的关怀和耐心呵护，让他们在温馨关爱的氛围中度过晚年，享受天伦之乐。

5. 老年人凡事太过是否有损心理健康

老年人喜欢管事，有的还特别爱管闲事，而且管得很宽、很细。然而，凡事都应有个度，虽说是“人无远虑，必有近忧”，但精神太过紧张，则有损于自己的心理健康。

（1）对儿孙关爱过度：有些老年人对儿孙真可谓爱到极致，在生活上对孩子关心得无微不至，在精神上却对孩子过于专制。这种老年人多将自己年轻时未能实现的愿望寄托在孩子身上。这份“厚爱”不但给孩子造成过重的精神负担和心理压力，不利于培养孩子独立自主的能力；同时也给自己平添了许多不必要的压力和烦恼，有损自身的心理健康。

（2）遇喜事高兴过度：当生活中有突如其来的好事，如久别亲人团聚、摸彩中了大奖等降临时，无不令人欣喜若狂。老年人高兴过度会引起大脑中枢兴奋性增强，使交感神经过度亢奋，这对患有心脑血管疾病的人来说尤其不利。调查显示，老年人生日当天死亡率增加。这可能与生日当天子女热热闹闹地为老人祝寿，使后者过于兴奋而导致意外；或因第二天一切恢复常态之后无人关心的寂寞感觉，加剧老年人的情绪抑郁有关。因此，老年人必须牢记“乐极生悲”。

（3）遇不幸悲伤过度：当人们遭遇不幸，如故友离散、亲人谢世、朋友反目、恋人分手等时，会造成心理上的严重打击。有的老年人对此钻入牛角尖，甚至沉溺于其中不能自拔。老年人应当学会调解、控制自己的情绪，要用向好友倾诉、向心理医生咨询等方法尽快摆脱心理困惑，走出心理危机。

（4）出差错消极过度：当生活中出现失误时，可能会导致有些老年人产生自我否定的心理或极其消沉的情绪，严重者甚至自暴自弃，对心理健康十分不利。当老年人在生活中出差错时，重要的是分析出错的原因，吸取教训，以积极的心态面对生活。

（5）遇矛盾愤怒过度：在生活中，老年人与老伴、儿女之间发生矛盾时，有的马上开始激烈的争吵，三句话说不到一起便“怒发冲冠、拍案而起”。发怒是一把“双刃剑”，既伤害别人也会伤及自己，即“气大伤身”。此时不如先冷静下来，“退一步海阔天空”，这对矛盾的双方都有好处。

（6）凭主观猜疑过度：有些老年人疑心较重，乃至形成惯性思维，导致心理变态。一个人如果心胸过于狭窄，对同事、朋友乃至家人无端猜疑，不但会影响工作、影响人际关系、影响家庭和睦，还会影响自己的心理健康。

（7）不顺心焦躁过度：有些老年人脾气很急，做事情总想一步到位、一举成功，有些急功近利的心理趋向。当办事不够顺心、自己的愿望和目标不能如期实现时，他们便会产生焦躁情绪。其实，这种情绪不但于事无补，反而会适得其反并有损身心健康。

（8）遇纠结忧虑过度：老年人在生活中可能经常遇到一些令人烦恼、焦虑的事情，此时若整天闷闷不乐，就此消沉下去，则对健康十分不利。相反，此时应该振作精神，积极面对，设法解决。

6. 老年人为什么容易产生固执心理

所谓固执，就是顽固坚持自己的意见，其特征是自满自信、思维刻板、敏感多疑、嫉妒苛刻、情绪异常冲动、爱发脾气等。这既是心理缺陷，也是一种病态。导致老年人产生固执心理的原因如下。

首先，是社会心理因素的作用。老年人都有过一段漫长的社会经历，在生活和工作中积累了不少成功的经验，也总结了一些失败的教训，由此产生了对客观事物的主观态度，而当这种主观态度不适应客观环境时，在旁人看来便表现为明显的固执。

其次，有的老年人随着年龄的增长，不注意学习，接受新鲜事物较少，大脑缺少应有的刺激，因而大脑和神经系统的敏感力和反应力明显减退，脑细胞缺乏活力，大脑退化速度加快，思维能力下降，逐渐形成记忆力锐减及老年性痴呆等一系列症状，影响了他们对新事物和新知识的接受。个别老年人“爱面子”，为掩盖自己的好胜心和虚荣心而固执己见，与周围环境格格不入。

其三，有的老年人心胸比较狭窄，凡事喜欢斤斤计较，别人稍微触犯了他，他就要大发脾气，甚至大骂一通；有的则苛求于别人，达不到目的就要发火，因此与他人的关系欠融洽，甚至变成了在实际生活中“不受欢迎的人”。

其四，在我国，大部分老年人在社会上和家庭中都处于受尊敬的地位。有些老年人虚荣心过强，常常以“长者”“老者”“过来人”自居，在生活中处处设法维护自己的尊严和权威，一旦有谁冒犯了他，伤了他的面子，就会大动肝火，发起脾气来。

其五，老年人经常发脾气，实际上是心理衰老、性格变异的反映。这些老年人进入老年期后，社交能力逐渐减弱，自我封闭性增强，遇事固执过敏，急躁易怒，情绪波动大，常与家庭不和，与老伴分离，与后辈形成“代沟”，因而关系紧张，感情淡薄，得不到家庭成员更多的同情、理解和尊重。

此外，老年人病态心理障碍，往往有精神性疾病、各种躯体疾病的发病诱因。有些老年人脾气暴躁，可能与身患肝病有关。

7. 为什么老年人患抑郁症容易被忽视

如今，老年人患抑郁症日益多见，已成为阻碍老年人提高生活质量的大问题。但是，老年人的心理抑郁又十分容易被忽视，究其原因有以下几点。

（1）被其他病干扰：老年人常患有高血压、心脏病、糖尿病等多种慢性疾病。这些疾病迁延时间长，治疗效果不明显，使人心情沮丧，无奈抑郁。另外，有些疾病如老年性痴呆、帕金森病等，本身存在抑郁的症状，如乏力、睡眠障碍、注意力下降、悲观思虑、食欲缺乏等。有时很难区分是疾病的抑郁表现，还是疾病并发的抑郁症。因此，老年人容易在关注躯体疾病时，忽视心理问题的存在。

（2）由药物引发：许多老年人需要规律地服用多种药物以治疗躯体疾病。有些药物（如糖皮质激素、甲基多巴、左旋多巴等）能加重或引起类似抑郁症的症状。每种药物的不良反应的个体差异性很大，所以因药物引发抑郁的程度也会有较大的区别。

（3）被不适掩盖：典型的抑郁症表现为较深的持续性情绪低落和消极悲伤，而老年人的抑郁症状却不是十分典型，看不出心境的恶劣，也没有想自杀的念头，取而代之的是持续性的疲乏、无故的体重减轻、睡眠节律紊乱、食欲变差、经常五更泄泻、注意力和记忆力下降等，所以老年抑郁症很容易被家人和医生忽略。

老年抑郁症的出现，往往会对老年人的生活产生诸多不利影响。因此，要特别关注老年抑郁症，营造良好的家庭生活环境和社会支持系统，加强对老年人群的精神卫生知识宣传，以做到早发现，早治疗。要善于从老年人微小的情绪变化上及时发现其心理矛盾、冲突，加以劝慰。家人应对老年人做好保护工作，鼓励老年人参加集体活动，要注意防止患者发生意外或自杀。

8. 老年人焦虑症多发的原因是什么

有些老年人心烦意乱、坐卧不安，有的为一点小事而提心吊胆、紧张恐惧，这种现象在心理学上叫作焦虑，严重者称为焦虑症。

这种患者的身体本无疾病，或所患疾病并不严重，却担忧自己的病治不好，不断辗转于各处求医问药；或者对某种治疗或药物过度依赖；或者过分担忧家人的安全和健康等。种种表现提示，“杞人忧天”式的恐惧担忧是焦虑症的核心表现。老年人易患焦虑症的主要原因如下。

（1）遗传因素：其在焦虑症的发生中起重要作用。患者的血缘亲属中同病率为15%，远高于正常人群；双卵双生子的同病率为25%，而单卵双生子为50%。有人认为，焦虑症是环境因素通过易感素质共同作用的结果，而易感素质是由遗传决定的。

（2）生物学因素：焦虑反应的生理学基础是交感和副交感神经系统活动的普遍亢进，常有肾上腺素和去甲肾上腺素的过度释放。躯体变化的表现形式取决于患者交感、副交感神经功能平衡的特征。

（3）病前性格特征：如自卑、自信心不足、胆小怕事、谨小慎微，对轻微挫折或身体不适容易紧张、焦虑或情绪波动等。

（4）精神刺激因素：轻微的挫折和不满等精神因素可为诱发因素：①退休后心态失常。从忙碌的工作环境中转变到无所事事的退休生活，很多老年人会伴有无用感、自卑、焦虑、恐慌等心理问题。②过度担忧健康。很多老年人患有慢性病，并常年为此担忧紧张，身边如有老朋友去世，则更会引发他们的焦虑。③疑虑太多太重。对社会、周围环境或者家人的不信任，也会加剧老年人的焦虑程度。这种情况多发生在儿女经常不在身边或者独居的老年人身上。

注意预防和发现老年人的焦虑症：儿女常回家看看，一家人一起聊聊家常、吃顿饭，真正从身心上去关心体贴老人，鼓励老人参加练书法、打太极、唱歌、跳舞等活动。家人要帮助老人学会使用一般的家用电器、电脑，上网看看新闻，玩玩游戏。老年人要有几个好朋友，有高兴的事情一起分享，有不开心的事情唠叨唠叨、分忧解愁。家人要多留意老人是否有焦虑症状，如长期失眠、易倦、无法安静、易发脾气和肌肉绷紧，若出现其中 3 项或以上病症便有可能已患上焦虑症。必要时，应该及时就医，寻找心理支持并加以一定的药物治疗。

9. 老年性痴呆有哪些心理行为表现

老年性痴呆一般表现为认知功能损害、心理行为异常及工作学习和社会生活能力下降 3 个方面的症状。几乎所有的老年性痴呆患者都会出现心理行为异常，并可导致一系列不良后果。其心理行为异常可有以下表现。

（1）情感异常：在痴呆的早期，患者的认知功能损害较轻，具有完好的自知力。当患者意识到自己的记忆力日渐下降，工作和学习能力一天不如一天时，会给患者带来心理打击，引起一系列的心理反应，出现失眠、紧张、恐惧、焦虑、抑郁等症状。少数患者可有情绪不稳、易怒、欣快。痴呆较重时，则情感日趋平淡或漠然。

（2）幻觉妄想：常见的是视幻觉，如看见死去的亲人，看见窃贼等，偶尔可听到偷窃者或死去的亲人说话。物品被窃或被藏匿是最常见的妄想，确信有人入室偷窃，并倾听或与偷窃者对话。有些患者认为自己的家不属于自己，常要求回家；认为自己的配偶或亲人系别人装扮而发怒；少数患者认为配偶不忠；还有的患者认为有陌生人住在家里；认为死去的亲人仍活着；认为自己仍然没有退休，要求工作等。

（3）行为活动异常：因认知功能下降，可出现多种无目的或重复的活动，如反复搬移物品，反复收拾衣物，将贵重物品收藏在不恰当的地方；有些患者收集垃圾或废物。不少患者出现“徘徊症”，整天不停地漫步，或跟随照料人员，或晚间要求外出等。有些患者表现为活动减少、呆坐。少数患者有尖叫、拉扯和怪异行为。极少数患者还有攻击行为，最常见的是骂、咬、抓、踢，违抗或抗拒为其料理生活的人，使洗澡、穿衣等护理工作变得非常困难。

（4）饮食睡眠障碍：饮食减少、体重减轻，大部分中晚期患者有营养不良。有些患者饮食不知饱足，饮食过多，导致体重增加。失眠很常见，表现为睡眠节律紊乱，白天睡觉，晚上吵闹。

家人和社会要注意尊重老年性痴呆患者，对其不良行为要理解、宽容，给予爱心。要多鼓励患者增强战胜疾病的信心，加强病情观察与特别护理。诸如，通过发现早期精神异常现象及时就医；对于有意识障碍且处于兴奋状态者，要观察其有无发热、尿潴留等异常，及时予以解除；对有严重特殊行为或病情不稳的患者，尽量避免其外出活动，必要时应住院治疗；对于有冲动、伤人、自伤、逃跑等病态行为者，要注意防范。

10. 老年人有哪些性心理变化

人在步入老年后，由于生理功能发生了明显的变化，性能力也随之受到某种程度的影响。许多老年人对性生活产生了迷惑和犹豫。特别是老年人丧偶后生活孤独，自认为似乎不应再有性要求了，性功能也一落千丈，从而使性兴趣、性活动受到严重的压抑。

（1）老年期性心理变化

①性角色的变化。人到老年，子女的独立和离家，会使老年人产生强烈的失落感，他们会感到孤独、彷徨，一下子很难适应。此外，老年期夫妻关系，由于老年女性的身体通常比老年男性相对健康些，妻子从以前受丈夫保护转为保护丈夫，在家庭中的管理权和发言权也比过去多了。老年男性由于退休后社会活动的减少，家中承担的事务增多，也不自觉地在某种程度上变得婆婆妈妈起来。从性别角色上看，男性和女性的差别在日益缩小，气质上开始趋于中性。

②性生活心理变化。步入老年后，无论男性还是女性，都担心自己生理上的衰老，以及能否保持身体健康和正常的性生活。男性对自己性能力的担心和忧虑比较明显，他们常常与自己年轻时相比，有一点变化就感到惊慌，怀疑是不是有病了、阳痿了；年龄越来越大，阴茎是否还能勃起；老伴会不会不满意。女性在这方面相对男性的心理压力要少一些，但由于阴道干燥、性交疼痛等，也会对性活动产生一些忧虑。

（2）独身老人的性心理变化

①性回忆增多。独身老年人与同龄老年夫妻相比，性回忆增多。他们与配偶在几十年生活中建立的性爱和情爱关系，已经深深占据了他们的心理。他们常常回忆与配偶共同生活的时光，在回忆中得到性的满足。

②性兴趣转移。由于独身，性生活缺乏，性兴趣已不再是与异性亲身的体验，而是通过电视、电影等中的性爱镜头，满足精神上的性体验。性兴趣似乎更广泛了。

③性情感复杂。由于受传统观念影响，家庭、子女和社会对

独身老年人性要求不予理解，故他们常常感到烦恼和压抑，既想得到新的性伴侣对象，又怕因此造成家庭不和，因而性情复杂，在生活中也常表现为无缘无故发脾气等。

④ 性自慰行为增加。独身老年人尤其是独身老年女性，常通过性自慰行为得到性的满足。

11. 老年人怎样保持正常的性生活

性欲分为接触欲与胀满缓解欲（排泄欲）两种。接触欲主要指男女双方身体互相接触（身体靠近，相互爱抚、拥抱、接吻和性器官直接刺激等），以此来保持和增近夫妻间的感情，这种性欲是人类与高等动物终身存在的一种本能。胀满缓解欲则随着年龄的增长而逐渐减弱，一般来说，60 岁以上的老年人大多性欲明显减弱，部分人甚至性欲消失。人类的性行为绝不单纯是生理本能的反应，而是包括语言、思维、情感和意识形态在内的社会心理因素与生物因素相互作用的产物，影响老年人性活动的主要原因是心理因素。

衰老总是不可避免的，但老年人也需要伴侣，需要性爱，需要情爱，直至生命的终点。如果老年人由于在心理上抑制性欲，结果造成了性功能的减退，反而不利于身心健康。协调夫妻间的关系，增进夫妻间的感情，消除妨碍性生活的恐惧、紧张、忧郁、焦虑等心理状态，解除精神负担，排除环境中的干扰，建立良好的性心理状态，促进正常性心理的发展，是保持老年人正常性生活的重要条件。

老龄夫妻进行高质量的正常性生活是促进正常性心理发展的基础，而正常性心理又是高质量正常性生活的前提条件。老年人的性功能较中年时有所下降，但并不是消失。老年男性性活动中不能射精，老年女性出现阴道润滑作用减弱，都是正常的。老年期体质出现阶段性的衰退，性活动如同体力活动一样不像也不需要像年轻人那样精力充沛，但通过性活动可以保留自己的个性，自我欣赏，避免孤独。这种性活动并不总是典型的性交，夫妻间的拥抱和被拥抱、亲吻对方和被亲吻、互相牵手、诉说喜欢对方的话语……这些都是感情交流，从这些活动中感到自己被需要，也需要别人。因此，老年人的接触欲不但终身存在，而且对健康长寿更有重要意义。

老年人应消除心理误区，树立信心，不要把性生活看成是可耻的事情；在性生活时做到力所能及，互相探索，寻找最佳的性生活方式，以达到性事添寿的目的。独身老年人只要经过一段时间的心理调适和恢复，这种本能的又高于本能的情感（性爱和情爱）也会随之恢复。他们渴望性活动，有性兴趣，这是自然的。

（三）心理保健

1. 老年人为什么更需要精神抚慰

人老了，随着生理功能的老化、衰退，不再在社会、家庭中担负主要责任，从社会的主流退到幕后，在空闲的同时也容易被单位或者过去的同事，甚至被自己的儿女遗忘。如果是空巢家庭的老夫妻，或者是孤寡老人，则更容易被人们遗忘，在“出门一把锁，进门一盏灯”的境况中倍感孤独。

老年人有了孤独感，会觉得凄凉寂寞，生活失去了意义。孤独可能会引发高血压、睡眠障碍和其他一系列健康问题。孤独感明显的老年人，常会产生抑郁、绝望的情绪，甚至出现自杀的想法或行为。

如今，老年人在物质生活得到很大改善和提高的同时，对精神文化的要求就更强烈了，更需要融入生活的人文关怀。有一对退休老年夫妇，有固定的退休金，居住条件宽敞，衣食无忧，可是他们却把自己的儿女告上了法庭，原因是儿女很少回家看望自己，老人在多次口头请求、劝说无效的情况下，不得已才出此下策。好在此事经法院调解后已得到圆满解决。虽说此种事情并不多见，但是证明老年人想从儿女那里得到精神抚慰的心理需求是普遍存在的。

现在，不少子女孝顺老人是注重物质上的供养，往往忽视了对父母的看望问候。远在异乡甚至国外的子女们不能经常回家看望父母还情有可原，然而有不少子女和父母在同城居住，却以各种理由为借口，节假日不去看望年迈的父母。作为子女，应该抽出时间陪老人聊聊天，把对老人的关心，落实到饭桌前飘着菜香的谈笑中、坐在客厅沙发上边看电视边品茗的对话中、全家老少一齐郊游的热闹中。

在步入独生子女时代后，空巢老人的比例将越来越高，养老将不仅仅是一个家庭所能解决的问题，自己的父母需要别人来帮忙养老已是大势所趋。因此，以待父母之心来对待广大的老年人，增强社会集体对老年人的关爱，关心老年人的身体健康，关注老年人的精神需求，应该是这个时代的养老理念。

儿女孝敬老人的方式应根据老年人的精神生活需求加以改变，如积极支持老人参加喜欢的活动，并提供在活动中需要的物质条件。如老人喜欢看书看报，就应买老人喜欢看的书，订喜欢看的报刊；有的老人喜欢扭大秧歌，不妨帮老人买套鲜艳漂亮的“秧歌服”；有的老人喜欢下棋、打牌或打门球，做儿女的最好抽出时间，陪老人一起玩玩……

2. 老年人如何提高心理承受能力

人到老年，心理承受能力会越来越低，如果再遇到不顺心、不满意之事，就易产生消极情绪。有些老年人会因此而丧失对生活的信心，甚而导致疾病缠身。那么，老年人如何提高心理承受能力呢？

（1）常乐，勿极乐：经常保持乐观，是老年人身心健康的基础。但如果遇上喜事就感情奔放、狂欢极乐，则会使大脑兴奋过度，使自身的防卫系统松弛，使理智失去控制而可能导致祸自喜生。因此，老年人凡遇“喜出望外”之事，切不可狂喜无度，应该稍作收敛，悠然处之。

（2）逢怒，勿盛怒：老年人遇到令人生气的事不可暴跳如雷，而应该加以克制，因为愤怒可引起胃肠功能紊乱或形成消化性溃疡，亦可因血压升高而诱发冠心病导致猝死。因此，老年人要注意加强情志修养，学会“制怒”；每逢盛怒待发时，应下意识地转移自己的注意力。

（3）遇愁，勿忧郁：老年人遇到愁苦之事不要因此就牵肠挂肚、郁郁寡欢，因为过于忧虑沮丧会使人的中枢神经系统处于抑制状态，弱化机体功能，有损身心健康。应想方设法从愁苦中尽快地解脱出来，不妨采用音乐疗法、微笑疗法、倾诉疗法等驱散愁云郁雾，保持宁静的心境。

（4）临悲，勿过伤：老年人遇到悲伤之事尤其不宜过度悲哀，悲伤太过会伤及内脏，甚至气竭昏死。在面临悲伤之际，应保持理智，尽可能地从悲哀的氛围中解脱出来；也可用转移法排遣悲伤的情绪，把悲痛的情绪转化为生活、工作的力量。

（5）勤思，勿妄想：老年人应避免过度忧思，更不能胡思乱想。思虑过度，精神受到影响，会使思维更加紊乱。老年人在思虑“缠绕”之时，不要死钻牛角尖，以免因陷入思维的死胡同而生病。此时，可采用转移注意力的娱乐疗法、锻炼疗法、健忘逆流法等打破已有的思维方式。

（6）坚定，勿倔强：人从中年转向老年之时，心理承受能力也逐渐减弱。老年人如果在日常生活中过于逞能、要强、硬拼、苦熬、刚愎自用，则实在于身心健康无益。老年人做人做事都不要固执倔强，不能只按照自己的老观念、老主意、老经验办事，而应该宽容乐观，理智行事，量力而行，豁达地面对人生。

3. 老年人如何保持心理年轻

老年人如果想延缓衰老，必须先保持心理年轻。老年人需要学会自我调节，虽然身体不能再年轻，但心理却是想多年轻就可多年轻。

（1）摘下成年人的面具：当老年人寻求一种快乐的人生时，有效的办法就是从那些天真烂漫、无忧无虑的孩子们身上得到启发，无须在成年人面具后面体验种种冲突，要和孩子一样，保持一颗顺应自然的质朴之心，对待现实的心态更自在一些，轻松一些。

（2）拥有一颗年轻的心：在现实生活中，我们常常会发现一些被年轻人称之为“老爸”或“老妈”的人，他们很爱打扮、很活泼、很青春。他们常常在一些忘情的场合里像年轻人一样，放声高歌，翩翩起舞；像年轻人一样，喜欢远足，喜欢集会，喜欢照相，喜欢时髦的发型、服装、手表、运动装等；甚至，在他们的心中仍然燃烧着爱情之火。

（3）与年轻人建立“忘年交”的友谊：“忘年交”是指不分职业、辈分、性别而交往的朋友。老年人可以与年轻朋友推心置腹，无话不谈。年轻人有憧憬未来、奋发向上、朝气蓬勃、进取心强等特点，对老年人有潜移默化的影响，使老年人产生愉快、轻松、充满希望的情绪，有益于预防心理衰老。

（4）保持笑容，保持幻想：老年人如果笑容少了，应审视一下自己，是否对某些已发生的事情看得过于认真了。其实，人们都有这样的体验，过了一段时间之后再去回忆以前发生的不愉快的往事，似乎没有多少是值得自己铭记不忘的，“一笑了之”的心态最重要。

（5）承认现实，顺其自然：老年人尽管有一定能力去支配一些东西，也有一定能力去改变一些环境，但不可能达到事事遂心。因此，在生活中要用顺其自然的心态面对现实。

4. 老年人在一起闲聊有利于心理健康吗

茶余饭后聊天是老年人的一种乐趣、一种享受。老人们碰到一起，喜欢闲聊，而且一聊就是好几个小时，闲聊让他们感觉很开心。心理学家指出，闲聊有助于老年人的身心健康。

聊天，不需要限定话题，古今中外，天南地北；天文地理，家长里短；大至国家政治时事和社会新闻，小至凡人琐事和柴米油盐酱醋茶。聊天时，即可缅怀风光的过去，又可憧憬幸福的晚年，还能交流饮食保健和延年益寿的经验和体会。

老年人退休之后，没有多少事情可做，若邀上两三个知己朋友，海阔天空地聊上一阵子，则精神状态可大为改观。因此，聊天也称为“话疗”。很多心理医生主张在心理咨询过程中，以倾听倾诉为主要治疗手段。当倾诉者把自己的委屈、精神痛苦全部宣泄出来以后，心理痛苦和疾病已经减轻了大半。

现实生活中常能看到，有些老年人在退休后变得失落、抑郁。闲聊正好为老年人提供了一个表达、发泄和参与的平台。通过聊天，把心中的不快与烦恼宣泄出去，把他人的关怀与安慰吸收进来，等于“吐故纳新”，从而摒弃不良心态，消除孤独与寂寞。

闲聊对于延缓老年人大脑的衰退很有好处。聊天时往往要搜寻引人关注的话题，并使听者入迷，这就得动脑筋，挖掘大脑中的“库存素材”，还要理顺思维，讲究逻辑。这样一来，聊天时大脑就在无形中得到了锻炼，人的思维变得活跃，可起到延缓大脑老化的作用。同时，脑、口、耳、目并用，使面部肌肉得到充分运动，有时还要加上手势，这也是一种活动。

闲聊不仅能帮助老年人重新找回自己的社交生活，将身心融入于社会群体之中，排遣寂寞，还能帮助老年人开阔眼界，了解社会动态，时刻跟上社会潮流，保持思想常新。

此外，老年人之间闲聊，免不了要交流一些健身养生经验、防病治病的体会，能帮助老年人获得更多的防病知识。科学家指出，许多国家的女性平均寿命比男性高，其原因之一就是女性比男性爱闲聊。

5. 老年夫妻经常牵手有益于健康吗

许多人认为，牵手是表示恩爱的意思，应该是年轻人的行为，而老年人则无须如此，不便如此，羞于如此。其实，这种认识是错误的。

老年夫妻经常牵手走路，不只是一种浪漫的象征，更是一剂长寿的“良药”。调查表明，老寿星多为恩爱的夫妻，而他们中的大多数都有一个共同的习惯，就是牵手。如果夫妻不和，经常争吵，则女性易患乳腺癌、食管癌等疾病，男性易患高血压、冠心病、溃疡病。老年夫妻牵手，不仅是一个简单的动作，同时也是一种肌肤相亲、关心信息的传递。夫妻牵手而行，可以互相感觉到对方的脉搏和体温，搀扶提携之间，可以感觉到对方给予的关爱、温暖和支持，有利于增强夫妻之间的感情。

对于多数老年人来讲，交际范围狭窄，日常生活单调，他们应该通过牵手享受夫妻恩爱的快乐。有些老年夫妻相处日久，矛盾增多，感情趋于淡薄，更应该通过牵手这种相互支持和相互体贴的形式增进夫妻感情，使夫妻之爱常新。如果夫妻牵手而行成为常态，即使相互间偶然发生些小矛盾，只要出门时将手一牵，不需要任何解释，也不需要任何溢美的言语，矛盾便会顷刻冰消瓦解。

随着生活水平的提高，老年夫妻的户外活动日益频繁。老年人体质较弱，腿脚不便，外出走路时两人牵手而行，互相支撑，有利于安全。老年人耳目昏花，反应迟钝，两手相牵，四目同视，视野扩大；当穿挤于行人之中时，可以互相提醒，有利于避免各种事故发生。过马路时牵手，有利于避让汽车，给彼此以安全感。

而老年夫妻心灵上的“牵手”与老两口的健康关系更密切。老两口互敬互爱，同甘共苦，避免恶性情绪刺激，有利于增强机体免疫力，延缓组织器官老化。而双方无微不至地互相照顾，关心对方的饮食起居，则有利于预防疾病。

6. 老年人怎样才能远离退休综合征

退休综合征是指老年人退休后，有相当一部分人由于不能适应新的社会角色、生活环境和生活方式的变化，心理上产生空虚、寂寞、焦虑、抑郁等消极情绪，或因此产生偏离常态的行为的一种适应性的心理障碍。

这种心理障碍往往还会引发一些生理性疾病，影响身体健康。从调查的情况来看，那些争强好胜、事业心强、工作严谨、性格固执，以及缺乏退休心理准备而突然退下来的人，发病率较高。老年人退休后，为避免发生退休综合征，应该做到以下几点。

（1）调整心态，顺应规律：人老了，退休是不可避免的，这既是老年人应有的权利，也是国家赋予的一项社会保障制度，更是促进职工队伍新陈代谢的必要手段，老年人必须在心理上认识和接受这个事实。退休后，要消除“树老根枯”的悲观思想和消极情绪，坚定美好的信念，将退休生活视为另一种绚丽人生的开始。

（2）发挥余热，重归社会：退休老年人如果体格健壮、精力旺盛，又有一技之长，可以积极寻找机会，做一些力所能及的工作。一方面发挥余热，为社会继续做贡献，实现自我价值；另一方面使自己精神上有所寄托，使生活充实起来，增进身体健康。

（3）善于学习，渴求新知：古人云，“老而好学，如秉烛之明”。活到老，学到老。一方面，学习可促进大脑的活动，使大脑越用越灵活，延缓智力的衰退；另一方面，通过学习来更新知识。社会变迁风起云涌，要避免变成时代落伍者，就要加强学习，树立新观念，跟上时代的步伐。

（4）培养爱好，寄托精神：许多老年人在退休前已有某些业余爱好，只是工作繁忙无暇顾及。退休后正好可利用闲暇时间充分享受这一乐趣，丰富和充实自己的生活。如读书看报，书法绘画，种花养鸟；再如，参加跳舞、练养生功、打球、下棋、垂钓等活动，既能陶冶情操，又可锻炼身体。

（5）扩大社交，排解寂寞：退休后，老年人的生活圈子缩小，但不应自我封闭，不仅应该努力保持与旧友的关系，更应该积极建立新的人际网络。在家庭中，夫妻间要互相体谅、互相照顾；不要过分依赖或过多干预子女，要大事清楚，小事糊涂。

（6）生活自律，锻炼身体：老年人退休后也可制定切实可行的作息时间表，早睡早起，按时休息，适时活动，建立和适应一种新的生活节奏。同时要养成良好的饮食卫生习惯，戒除有害于健康的不良嗜好，建立起以保健为目的的生活方式。

（7）调适心理，治疗疾病：老年人出现身体不适、心情不佳、情绪低落时，应该主动寻求帮助，切忌讳疾忌医。对于患有严重焦躁不安和失眠的退休综合征的老年人，必要时可在医生的指导下适当服用药物，以及接受心理治疗。

7. 丧偶老年人如何进行心理调适

老年人中绝大多数都是相濡以沫共同生活了几十年的老夫妻，共同的生活习惯和生活经历，把他们紧紧联系在一起。老年丧偶，对未亡人的生活是很大的打击，会产生强烈的不稳定感，出现以下心理反应。

（1）过度悲伤：失去亲人，悲伤是正常的心理反应，但过度悲伤、长期悲伤，使悲伤成为一种持续一两个月，甚至更长时间的心态而不能自拔，就是一种不健康的心理了。老年人的机体功能本来就处于退行之中，丧偶的过度悲伤，不但会降低老年人适应生活的能力，还会使机体的代谢功能减低，免疫功能削弱，促使其迅速衰老、疾病丛生，严重的会导致死亡。

（2）怀念恋旧：老年人丧偶，会使未亡人强烈地感到死亡在不可抗拒地逼近。一些缺乏健康生死观的老年人感到无助、焦虑，缺乏生存的美好希望。在剧烈的情感波动稍稍平息之后，会进入一个深沉的回忆和思念阶段，在头脑中经常出现老伴的身影，时刻感到失去他（她）之后，自己是多么的凄凉和孤寂。

（3）后悔自责：时常可以听到一些丧偶之人讲些自责的话，总觉得对不起逝者，把亲人的死归结为自己的责任。如过去夫妻间经常磕碰，妻子死后，丈夫在悲伤之余产生了强烈的自责、罪恶感，因为无法补偿过去，就在持续的悲伤中不断地责备自己，以求得到心理上的安慰。过分自责使老年人精神恍惚，心理负担沉重，吃不下饭，睡不好觉，在言行上还会出现一系列反常现象。

心理学家指出，老年人丧偶后切勿过度悲伤，否则会降低机体的免疫功能，诱发疾病，影响身心健康。为了尽快地从悲伤中解脱出来，应当积极地进行心理调适，恢复自己的正常生活。

首先，应该认识到人的生老病死是不可抗拒的自然规律。

其次，可以做些大的变更来改变生活，重新振作自己。比如，欲使自己尽快从悲痛的氛围中解脱出来，不妨通过各种方式尽情地宣泄一番，如在亲人挚友面前号啕大哭一场；也可将自己的眷恋怀念之情，用诗文、书信或日记等形式写出来，以抒发胸怀并作为永久的纪念；还可以出去旅游，舒缓心情。

此外，改变居住环境，暂时与儿女同住，或者住到老年公寓；积极参加各种老年人社团的活动，发掘自己的兴趣和爱好等。

怀念逝者并不妨碍寻找新的人生伴侣，如果有条件，可以重新组织家庭。对于丧偶老人，子女们要给予更多的关心和照顾，让老年人重新找到对生活的依恋，从而减轻其丧偶的痛苦。

8. 老年人再婚如何消除心理障碍

老年人再婚的最大障碍，不是来自于子女的反对和社会的影响，而是来自于他们自己的内心。由于受陈旧的婚姻道德观念影响较深，老年人再婚存在着一些心理障碍。

（1）羞怯心理：不少老年人视传统的婚姻观念为准则，视老年人再婚为丑事。特别是一些农村老年女性，把夫死守节作为美德，认为“好女不嫁二男”，所以对再婚问题根本就不曾想过，或者根本不敢想。

（2）惧怕心理：许多老年人饱尝丧偶后的孤独之苦，再婚欲望强烈，虽然他们知道国家法律允许并支持老年人再婚，但是一怕社会舆论，二怕儿女、亲朋反对，三怕有了新的老伴给家庭带来不和等，因此缺乏足够的勇气，在思想上顾虑重重，行动上小心翼翼。

（3）孤独心理：有的老年人丧偶多年，默默忍受孤独和痛苦；一些老年人丧偶后就做好了孤苦伶仃、苦度晚年的准备，因而觉得已经熬了这么多年，再婚岂不“前功”尽弃。越是在文化落后的地区，持这种心态的老年人也就越多。

老年人想要再婚获得婚姻幸福，除了社会各方面的理解和支持外，首先，老年人要冲破世俗的偏见，理直气壮地表达自己的心愿，打破传统婚姻道德观念的束缚和禁锢，把老年人求偶、再婚视为正大光明的事，大胆地去追求、去争取。

其次，再婚前最好先同子女打招呼，使他们在思想和精神上有所准备。如果老年人丧偶后急于再婚，子女在感情上接受不了，则要延缓时间考虑再婚。对一时想不通的子女，要主动做工作，争取得到子女的理解和支持。

另外，老年人再婚前，要从思想上准备改变自己多年来的生活模式，与新的伴侣在生活中平等相待，共同协商，互相适应；要合理分担家务，建立起和谐的生活模式，共度晚年。

再婚前，最好处理好财产问题。即使财产不多，也有必要把它作为今后生活的保障，应向子女讲明，以求得子女的谅解，其实也减轻了日后子女的负担。

老年人再婚后，要特别重视家庭关系的磨合、调适，尽快达到和谐。在生活习惯上，双方应注意相互适应。要相互尊重对方的感情，允许对方有自己生活的秘密，允许对方对已故老伴的怀念。

老年人再婚后，对双方子女一定要一视同仁。从思想到行动，对双方子女一碗水端平，对待非亲生胜过亲生，努力搞好彼此关系。还有，就是要处理好新家庭的经济问题，让经济成为巩固和发展夫妻感情的催化剂，切忌使其成为发生不幸的导火线。

六、健康生活

（一）改变习惯

1. 老年人有哪些常见的不良生活习惯

生活习惯是日常生活中养成的稳定的、自觉的，甚至是“自动化”的行为。老年人是一个比较庞大的群体，很多老年人都存在或多或少的不良生活习惯。

（1）饿了才吃：许多人不吃早餐或不按时就餐，理由是不饿。食物在胃内经过 4 ～ 5 小时后就全部排空，感到饥饿时胃液已经开始“消化”胃黏膜，长期下去，容易引起胃炎或消化性溃疡。规律饮食、均衡营养，是养生保健必不可少的物质基础。

（2）渴了才喝：平时不喝水，口渴才饮水，是许多人的习惯。事实上，水对人体代谢的作用比食物还重要。感到口渴时表明身体已经缺水到一定程度。临床发现，不常饮水的人，患便秘、尿路结石的概率会明显高于有饮水习惯的人。

（3）急了才排：许多人没有定时排便的习惯，甚至有便不解，宁愿憋着，这样对健康极为不利。大小便在体内停留时间过长，容易引起便秘或膀胱过度充盈，粪便和尿液中的有毒物质被人体吸收。

（4）困了才睡：人的一生约有 1/3 的时间是在睡眠中度过的，睡眠是新陈代谢活动中重要的生理过程。只有养成良好的睡眠习惯，保证每天不少于7小时的睡眠，才能维持生物钟的正常运转。但有些人不是按时就寝，而是不困不睡，甚至困了也强撑着。这不利于保护大脑，更易引起失眠，长此以往，损害生命。

（5）累了才歇：累了才休息是许多人的习惯。另外，还有性生活过度频繁。其实，累是身体相当疲劳的感觉，感到累时才休息不利于身体恢复，应养成不累也休息的习惯，做到不过分透支体力和脑力。

（6）老了才养：许多人认为养生是老年人的事，年轻时无须养生。其实，养生要尽早，正如机器要从新时保养，一旦“零件”有损，养生为时已晚，效果必将大打折扣。

（7）病了才治：许多人不病不体检，病了才看医生。其实，保健应以预防为主，平时应定期检查，及早发现和治疗疾病。

（8）想到才动：缺乏体育锻炼，缺少运动，有时想到了才去活动一下；喜欢长时间待在空调房间里，久坐不动，不利于血液循环，容易使机体调节能力和抗病力降低，诱发糖、脂代谢异常和心脑血管疾病，也是颈椎病、腰椎病的重要诱因。应该养成适量运动的良好生活习惯，坚持锻炼，保持健康状态。

2. 老年人怎样通过改变生活方式实现减肥愿望

肥胖症等现代都市病是不健康生活方式所导致的疾病，是由于吃精食、夜加餐、乱进补、迷电视、懒走路、晚睡觉、嗜烟酒、太紧张等造成的。人们以这样的生活方式生活不到10年，就会“大腹便便”；不到20年，脑血管就会不健康，骨质疏松症、糖尿病、癌症就会悄悄缠身。可怕的是，这些病早期没有明显症状，不易引起注意，一旦出现症状往往已是非常严重，且很难治愈。

老年人要想防治现代都市病肥胖症，不需求医，不需花钱，只要努力改变自身的不良生活习惯就可以实现了。在减肥的早期，出现饥饿感时可以用热能很低的食物（如西红柿、黄瓜等）来满足饱腹感，坚持一段时间后，饥饿感就会逐渐消失；至于吸烟、酗酒等不良嗜好，就得靠自己的毅力和信心。要清楚地认识到，只有进行体育锻炼，才能起到放松身体、消除疲劳、消耗热能的作用，没有任何方法可以替代主动的健身运动。

预防肥胖症，专家提出了与肥胖决裂的两个要素，即不多吃一口、不少走一步；三个不，即不吸烟、不酗酒、不熬夜；四个检查，即定期检查血压、血糖、血脂、血黏度；五六个月，即减肥不求速成，每月减一两千克即可，五六个月后就很见成效；七八分饱，即饮食上要“总量控制、结构调整、吃序颠倒”，每餐只吃七八分饱，以素食为主，营养均衡，进餐时先吃青菜，快饱时再吃些主食、肉类，远离西方快餐。

3. 涮火锅是健康的饮食方式吗

涮火锅已成为风靡城乡的一种饮食方式，是一种有益于健康的饮食方式。首先，火锅原料选择范围较大，山珍海味、鸡鸭鱼肉、蔬菜、豆制品等均能入锅，可适当搭配，容易满足食品多样化原则；其次，火锅的烹饪方式以煮为主，且加热时间短，食物营养成分破坏少，避免了油炸、油煎等烹饪方式造成的高脂肪、高热能，以及蛋白质热解产物对人体的危害；再次，火锅调料大多在涮火锅时临时添加，酸甜咸辣麻等各种调料一应俱全，可各取所需，既可解决众口难调的麻烦，又可控制食盐摄入量。

涮火锅是一种健康的饮食方式，但也要方法正确。

（1）不能吃得太多、太饱，时间不能过长：如食入肉类太多，摄入热能和脂肪超标，不仅加重胃肠道负担，甚至诱发腹痛、腹泻，以及肠胃炎、胰腺炎等胃肠道疾病，经常过量食用可导致肥胖、高血脂、高血压、糖尿病等慢性疾病。火锅汤经过长时间煎煮，盐类成分不断浓缩，除食盐外，亚硝酸盐等含量均增加，不利于健康。另外，火锅汤中的金属离子及盐类与食物中的蛋白质结合，产生大分子结合物，很难被人体吸收。

（2）不能吃得太烫：太烫的食物容易损伤口腔黏膜，除导致口腔炎症外，经常吃太烫的食物也易诱发消化道肿瘤。因此，吃火锅时可将烫好的食物放在碗中待稍凉后再吃。

（3）要掌握火候：食物在火锅汤中涮的时间太长不好，但时间不够又不足以杀死病原微生物和寄生虫。据调查，有67%～95%的蔬菜可检出大肠埃希菌，寄生虫虫卵检出率也高达89%；未煮熟的狗肉、猪肉可能含旋毛虫幼虫；多种淡水鱼类寄生肝吸虫幼虫；红菱、茭白、荸荠可被姜片虫囊蚴污染……试验证明，蔬菜经充分洗净，叶菜类上的细菌可减少30%，根菜类可减少97.7%，两者在80℃水中浸泡10秒即可杀灭伤寒杆菌，所以涮火锅时蔬菜应充分洗净并在沸水中烫30秒方可食用。

4. 老年人失眠如何调适

有些老年人夜间会醒七八次，有时躺在床上似睡非睡一直到天亮，由于老年人适应能力和反应能力减弱，因此身体的疼痛及瘙痒、空腹、起夜等，都可能会引发失眠。

一般来说，老年人失眠不是病，最常见的失眠多是由情绪引起的。随着年龄的增长，老年人容易产生悲观情绪，遇到不满意的事容易伤感；或过于操心子孙的事，又力不从心，波及情绪；有的人身体出现某些异样的感觉，便猜疑是不是患了什么疾病；遇到高兴的事，情绪过于兴奋等，这些思想波动都带有刺激性，致使晚上心情不得平静，难以入睡。

对于患心理性失眠的老年人，医生和家属要注意做好心理安慰工作，尽量让他们生活得愉快、舒心，减少不良心理因素的干扰。

（1）平静勿躁：老年人如果出现暂时的失眠，千万不要急躁，一天或几天少睡几个小时没什么关系，不要将它看得太严重。找出失眠的原因，对失眠有一个更客观全面的认识，从而不会过度忧虑与害怕。

不要刚躺下不久就开始担心入睡问题，这样反而因为担心而加重失眠程度。闭上眼睛，想象一个自由放松的场景，如想象自己在森林中呼吸新鲜的空气，神清气爽；想象自己在海边轻松地散步，海风拂过脸颊，心旷神怡等。这样有助于放松下来，更快地进入睡眠。

（2）心理调适：老年人要学会自我调节情绪，发挥内因的作用，防止过忧、过喜，避免情绪异常波动。平时多从事一些力所能及的活动和体育锻炼；睡前不要谈论、回想能引起心情不快的事，也不能做过于兴奋的活动；避免看情节令人兴奋的小说和电视剧；为了使心情平静，睡前可以在室内外漫步或静坐。

（3）环境适宜：适宜的卧室环境也是尽快进入睡眠状态、摆脱老年失眠症的重要因素之一。卧室要亮度适宜、空气流通、温度适宜，避免出现各种噪声，床上的被褥也要清洁柔软。

（4）忌刺激物：对经常被失眠症困扰的老年人，应以清淡滋补为原则进行饮食调养。吸烟、酗酒是大忌，也不能喝浓茶或咖啡。

（5）规律作息：老年人作息时间要有规律，睡眠时间要放在夜间，白天可以适当地进行一些体育锻炼，如慢跑、散步、打太极拳等。晚上如躺在床上睡不着，就起床做其他的事情，如看书、看电视等，直到困了时，再躺回床上去。

（6）饮食治疗：就寝前饮用1杯牛奶或酸奶，有明显的催眠效果。晚餐或夜宵可以吃些含脂肪多的食物；就寝前可饮一小杯红酒。

（二）改良环境

1. 老年人怎样保持良好的居住环境

由于老年人大部分时间都是在家中度过，居住的生活环境直接关系到老年人的健康，保持居住环境优美、安静、舒适是十分重要的，一般应做到以下几点。

（1）光线充足：注意采光和照明，柔和的光线和照明会使人心情舒畅、精神愉快。

（2）色彩协调：色彩有冷暖区别，可产生兴奋或宁静，活泼或抑郁的感觉。不同的房间、不同的性格爱好和自身条件，墙壁、窗帘、家具、装饰品可以选择不同的色彩，但一定要协调；室内设施要整齐美观，如有可能，可悬挂一些绘画、书法，摆放一些雕塑作品和工艺品。

（3）室内布局要合理：家具摆设要简单实用，不宜过多或过于凌乱。应尽可能地使老年人在室内活动时感到方便；地面平而不滑，保持干燥，如有条件可铺设地毯以防老年人滑倒。老年人由于肾脏浓缩功能减退，老年男性常因前列腺增生造成夜尿次数增多，夜间起床容易摔倒，有条件的老年人可在睡前将便器置于床边伸手可及的地方，如仍需去厕所，应保持通向厕所的过道通畅，如睡前把过道上的椅子、桌子、小孩玩具等杂物收拾好，避免磕碰、摔跤，以防骨折。

（4）居室要安静：噪声对老年人健康有不良影响，特别是对于患心脏病的老年人，安静的环境更是尤为重要。有研究证明，噪声在 50 ～ 60 分贝时就会有吵闹感，影响休息和睡眠。因此，居室应具有良好的隔音条件，收音机、录音机、电视机的音量不宜开得过大。

（5）居室应保持空气新鲜：要经常通风换气。新鲜空气中含有大量负离子，负离子具有调节大脑皮质功能、消除疲劳、提高工作效率、提高机体免疫系统功能、增强免疫力的作用。开窗通风时间宜在上午 9 ～ 11 时、下午 2 ～ 4 时为好。

（6）注意居室的温度与湿度：室温过高会使人情绪烦躁不安，过低可能诱发感冒，适宜的室温为 18 ～ 20℃。居室湿度对维持呼吸道的正常功能起重要作用。室内适宜的相对湿度为 40% ～ 50%。

（7）适当摆放一些绿色植物：如花卉、盆景等，可调节室内空气质量，增添室内生机和活力，使人赏心悦目。

2. 如何改良家居环境以防老年人摔倒发生骨折

老年人普遍患有骨质疏松症，容易发生骨折，最常见的是脊椎骨骨折、肱骨颈骨折、手腕骨骨折和股骨颈骨折，其中最应警惕的是股骨颈骨折。

由于神经反射功能和身体平衡能力的下降，老年人骨折大多数由于摔倒引起。首先是绊倒，其次是滑倒和摇晃摔倒，另外还有眩晕、蹬楼梯踩空跌倒等。老年人摔倒的场所约半数是在家中，在家中摔倒的人，约半数是在自己的房间里。防止老年人摔倒发生骨折的最好方法是改良家居环境。

（1）老年人在家中行走的通道什么也不要放置，尽可能制造出一条畅通的空间。在日常生活中，应当养成经常收拾整理的习惯，清除脚下各种电器的导线；用脚垫等消除走廊与房间、卧室和卫生间地面存在的“小落差”；将地毯的边缘部位用粘膏固定等。

（2）卫生间、浴室等处都应安装扶手，以便老年人在身体发生摇晃时能立刻抓住扶手，以确保身体的稳定性。

（3）应在地脚适当的地方安装照明灯，可以使夜间的通道地面更加明亮、清楚，方便行走。尤其对于患有白内障、糖尿病视网膜病变的老年人，环境明亮通畅更为重要。

（4）在打扫卫生之后，要仔细查看用水擦洗和拖把拖过的楼梯和地板是否被打湿，如是湿的要及时擦干，即使是小水滴也要立即擦干。在卫生间的地面，可以放置防滑的橡胶垫。

此外，老年人应穿宽松衣裤，保持动作灵活，还应穿有防滑性能的运动鞋。外出时尽量选择平坦的人行道，避免去人车混乱的地方，夜间要控制外出，下雨、下雪等天气更是如此。手杖可以协助双脚支撑住身体，增加身体的稳定性，防止摔倒。日常生活中要注重饮食调养，多食牛奶、豆制品等含钙量高的食物。多参加户外活动，积极锻炼身体。如有必要，还可以服用一些补钙类的保健药品。

七、中医养生

（一）养生益寿

1. 什么是中医的深度养生思想

中医养生，就是指通过各种有效的方法颐养生命、增强体质、预防疾病，从而达到延年益寿的一种医事活动。中医养生重在整体性和系统性，目的是提前预防疾病，治未病。中医养生来自古代医学精华，其深度养生思想包括以下几个方面。

（1）天人合一的养生观：人生活在天地之间、宇宙之中，一切活动与大自然息息相关，天人是相通的，人无时无刻不受天地的影响，这就是“天人合一”的思想。中医学认为，不论是日月运行、地理环境，还是四时气候、昼夜晨昏，各种变化都会对人体的生理、病理产生重要影响。例如，自然界的四时气候变化能直接影响到人的情感、气血、脏腑，以及疾病的产生。因此，人类必须掌握和了解四时气候变化规律和不同自然环境的特点，顺应自然，保持人体与自然环境的协调统一，才能养生防病。

（2）阴阳平衡的健康观：阴阳平衡的人就是最健康的人，养生的目标就是求得身心的阴阳平衡。阴是构成身体的物质基础，阳是能量、功能。阴阳是相对的。阴阳双方不停地消长转化，阳极则阴，阴极则阳。阴阳的平衡是一种动态的平衡，是一种处在阴阳消长转化当中的平衡。这种平衡表现在人体，就是阳气和阴精的平衡。人体的五脏阴阳如果平衡，人生命的活力一定很强，生理功能一定很好，心理承受力高，能吃能睡，气色好，心情愉快精神好。相反，身体之所以会生病，就是因为阴阳失去平衡。

（3）身心合一的整体观：中医养生注重的是身心两方面，不但注意有形身体的锻炼保养，更注意心灵的修炼调养，身体会影响心理，心理也会影响身体，两者是一体的两面，缺一不可。就同一个人而言，存在动与静的平衡，即运动和静止相互结合，行为适当，既要运动，又不会超出个人体能承受的范围。其次是有与无的平衡，即个人“拥有”和“没有”的平衡，又分为3点：①记住与忘记的平衡。应记住那些快乐的、美好的、能够有益于个人的事件，忘记那些痛苦的、繁杂的、劳心的事件，正所谓难得糊涂。②拥有与缺失的平衡。即个人拥有的事物不宜太多，缺失的事物也不宜太多。大喜和大悲都会造成身体的伤害。③身心与财富的平衡。即个人的身体素质、心理素质与物质财富相匹配。所谓厚德载物，就是这个道理。

2. 何谓养生之道与养生之术

很多人将养生之道等同于养生之术，其实不然。中医将养生的理论称为“养生之道”，而将养生的方法称为“养生之术”。

养生之道基本概括了几千年来医药、饮食、宗教、民俗、武术等方面的养生理论。其内容不外乎以下4点。

（1）顺其自然：体现了“天人合一”的思想。强调在养生的过程中，既不可违背自然规律，同时又要重视人与社会的统一协调性，正如《内经》中主张的“上知天文，下知地理，中知人事，可以长久”。

（2）形神兼养：在养生过程中既要注重形体养护，又要重视精神心理方面的调摄，正所谓“形神兼养”“守神全形”和“保形全神”。

（3）动静结合：现代医学主张“生命在于运动”，中医也主张“动则生阳”，但也主张“动中取静”和“不妄作劳”。

（4）审因施养：养生不拘一法、一式，应形、神、动、静、食、药……多种途径、多种方式进行养生活动。此外，也要因人、因地、因时之不同，采用不同的养生方法，正所谓“审因施养”和“辨证施养”。

养生之术要求在养生之道的指导下，方能实施。其内容包括以下几个方面。

（1）神养：包括精神心理调养、情趣爱好调养和道德品质调养等方面。多涉及中医文化、宗教文化和民俗文化内容。

（2）行为养：包括衣、食、住、行和性生活等生活起居行为调养。

（3）气养：主要为医用健身养生功的“内养功”。多涉及中医文化、宗教文化和武术文化内容。

（4）形养：主要包括形体锻炼及体育健身活动。多融合了医学文化和武术文化内容。

（5）食养：为中医养生之术的主要内容之一，其应用范围较广，适应人群也较多。主要内容为养生食品的选配、调制与应用，以及饮食方法与节制等。内容包括了医、药、食、茶、酒及民俗文化等。

（6）药养：主要内容为养生药剂的选配和调制。其制剂多为纯天然食性植物药，其制法多为粗加工调剂；其剂型多与食物相融合。因此，中医常有“药膳”之说。

（7）术养：是以上养生之术之外的一种非食非药的养生方法，即利用按摩、推拿、针灸、沐浴、熨烫、磁吸、器物刺激等疗法进行养生。主要涉及医药文化。

3. 为什么养生要顺应自然

人生于天地之间，依赖于自然而生存，也就必须受自然规律的支配和制约，即人与天地相参，与日月相应。这种天人相应或称天人合一学说，是中医效法自然，顺时养生的理论依据。

顺应自然养生包括顺应四时调摄和昼夜晨昏调养。所谓顺应四时阴阳，就是顺应自然界春生、夏长、秋收、冬藏的规律。春天，要有一种生发之气，披发缓行，夜卧早起；冬天则不能太张扬、太发散，万物应处于秘藏状态。昼夜变化，比之于四时，朝则为春，日中为夏，日入为秋，夜半为冬。白昼阳气主事，入夜阴气主事。四时与昼夜的阴阳变化，人亦应之。所以，生活起居要顺应四时昼夜的变化，动静和宜，衣着适当，饮食调配合理，体现春夏养阳、秋冬养阴的原则。

人不仅有自然属性，更重要的还有社会属性。人不能脱离社会而生存。人与外界环境是一个统一整体。外界环境包括自然环境和社会环境。社会环境一方面供给人类所需要的物质生活资料，另一方面又形成和制约着人的心理活动。医学模式的变化日益显示出重视社会因素与心理保健对人类健康长寿的重要性，社会因素可以通过对人的精神状态和身体素质的影响而影响人的健康，所以人必须适应社会因素的变化而采取相应的摄生措施，才能健康长寿。

古今中外，人们都在研究探索养生的智慧。其实，人是自然界的产物，“以自然之道，养自然之生”就是养生的最高智慧。养生的智慧就体现在人们每天最基本的“吃饭、睡觉、运动”需要之中。然而，有些现代人却把这一朴素的智慧给忘记了，陷入了既违背自然又想养生的误区：他们吃饭，就是胡吃海塞，然后再大把吃减肥药；锻炼，就是坐几十层电梯，为了到健身房去跑步；睡觉，晚上追求夜生活不睡，早上不起床；喝酒，毫无节制，天天泡酒场，“喝醉就当睡着了”。这样违背自然规律的生活方式和生活状态导致的直接后果，必然是身体素质下降，“富贵病”增多，老年病趋向年轻化，不少“白骨精”（白领、骨干、精英）英年早逝。

养生主动顺应自然的，是聪明人；知道顺应自然的，是明白人；违背自然的，是糊涂人。纵观我们周围的老年人就会发现，明白人占大多数，聪明人是极少数，但是糊涂人也不少。我们应该做聪明人，决不做糊涂人。也就是说，要坚持用健康的生活方式保养身体。

4. 为什么中医养生贵在精、气、神

中医学将人体最重要的物质与功能活动概括为精、气、神，认为是生命之根本，是维持人体整个生命活动的三大要素。

（1）精：泛指人体一切营养物质，有先天与后天之分，先天之精禀受于父母，后天之精来源于饮食。精主要由肾来管理，常有“肾精”之称。“人始生，先成精”。精不仅是构成人体的基本要素，而且主宰人体的整个生长发育、生殖、衰老过程。

（2）气：是维护人体生命活动所必需的精微物质，是推动人体脏腑组织功能活动的动力，它既是物质的代称，也是功能的表现。

气在人体有推陈出新、温煦脏腑、防御外邪、固摄精血、转化营养等重要职能。“人之有生，全赖此气”。气能周流不息，如环无端，人体则健康无病，现代研究亦表明，“气”可能是免疫力形成的物质基础。故气不可耗，不可滞，滞耗则多病。

（3）神：是指人体的一系列精神意识，思维活动，为心（相当于现代医学的大脑）所主。心为人体的最高司令官，神则居其首要地位，心健则神气充足，神气充足则身强，神气涣散则身弱。古人有云：“心者，五脏六腑之大主也，精神之所舍也……心伤则神去，神去则死矣。”因此，清心寡欲以养神，人体就能保持健康、益寿延年。白居易诗云：“忧极心劳血气衰，未到三十生白发。”这是神耗而早衰的真实写照。经常保持精神愉快、心胸宽广，是养神的首务。

精充、气足、神全，是健康的保证；精亏、气虚、神耗，是衰老的原因。精、气、神虽各具特性，但三者是不可分割的一个整体，存则俱存，亡则俱亡。古代医家说：“善养生者，必宝其精，精盈则气盛，气盛则神全，神全则身健，身健则病少。”并指出：“精能生气，气能生神，则精气又生神之本也，保精以储气，储气以养神，此长生之要耳。”

健康长寿并非靠一朝一夕、一功一法的摄养就能实现。只有按照人类生命发展的客观规律，顺应自然，针对人体的不同情况调制人体精、气、神，才能达到延缓衰老、抵抗和治疗疾病的中医养生调理的目的。

5. 为什么中医养生强调修炼德行

健康长寿一直是人们追求的美好愿望。我国历史上有许多大思想家都把修炼德行放在养生的重要位置，甚至看成是“养生之根”。

孔子提出“德润身”“大德必得其寿”“仁者寿”“修以道，修道以仁”等观点。寿，有两层意思：其一指人的实际寿命；其二是“死而不亡谓之寿”。也就是说，有些人的实际寿命也许并不很长，但他们的业绩和英明却传得很远，其寿可以说超过常人。

老子主张“少私念，去贪心”，认为“祸莫大于不知足，咎莫大于欲得”。意即一个在物质上贪心不足的人，必然会得陇望蜀，想入非非，甚至损人利己，损公肥私，自己也会终日神不守舍，因心理负担过重而损害健康。

孟子提出了“爱生而不苟生”的积极养生观，把仁义看得高于生命，认为必要时应该“舍生取义”。他的“富贵不能淫，贫贱不能移，威武不能屈”，千百年来成为仁人志士的美德名言。他还倡导“老吾老，以及人之老；幼吾幼，以及人之幼”的尊老爱幼社会风尚。他认为良好的修养有益于人体健康。

汉代董仲舒指出“养心靠义”，即高尚的道德情操可使人的心情常保愉悦，心理健康长存。“夫人有义者，虽贫能自乐；而大无义者，虽富莫能自存”。“故仁人之寿者，外无贪而内清静，心平和而不失中正，取天地之美以养其身”。

唐代著名禅师石头希迁，世称石头和尚，91岁时无疾而终，谥号天际大师。希迁的养生精要便在于养德，养德“不劳主顾，不费药金，不劳煎煮”，却可祛病健身，延年益寿。与希迁同时代的孙思邈也认为：“德行不克，纵服玉液金丹未延寿。”

清代养生家石在基认为：“善养生者，当以德行为主，而以调养为佐。”提出了常存正常心、常存欢喜心、常存善良心、常存和悦心、常存安乐心等，作为养德要诀。

历代养生学家都十分注重道德的养生价值。医家的“德全不危”，儒家的“德润身”和“仁者寿”，道家的“仁者德之光”，都是把修养德行作为养生的一项重要内容。富贵名利不强求，财情意气不强争，坚持正道，身体力行，在日常生活中培养自己善心仁厚、重义轻利、乐善好施的德行，做一个真正的德高望重的人，必然福寿延年。

修德，志为首，培养自己具有远大志向和高尚品德。

修德，业为贵，要有言行一致的敬业精神。

修德，善先行，以善为本，不做坏事恶事。

德高寿自长的理论已经得到实践证明。资料显示，大凡长寿者，其中 90% 左右都是德高望重的老人。

6. 为什么调理情志可以延年益寿

情志泛指喜、怒、忧、思、悲、恐、惊 7 种情绪变化，简称七情，它是人们对外界客观事物的反映。中医学认为，人之衰老有 3 种机制，即五脏亏虚、精气衰竭、阴阳失调。这 3 种衰老的机制都与情志失调有关，情志失调加速衰老。历代养生家都非常重视情志与人体健康的关系，主张调和七情，延年益寿。

情志跟人的五脏有着密切的关系，情志由五脏之气化生，如果情志失调，伤害五脏，容易损伤脏腑气血，影响人体健康。

人的精神活动是以五脏精气为物质基础的。而反过来，情志失调，则直接影响相应内脏，使脏腑气机逆乱，气血失调，导致各种脏腑病证的发生，加速衰老的进程。

对于五脏影响衰老，历代医家尤重肾。因为肾虽主先天禀赋，亦受包括情志在内的后天诸多因素影响。遇事易惊恐是一种对人体十分有害的情志因素。恐伤肾，暴惊暴恐及长期恐惧均可致肾精耗伤，惊恐往往导致心神失守、肾气不固，而易出现惊慌、失眠、二便失禁，甚至精神失常等方面的病症，易致减寿早夭。所以，老年人应当注意避免惊恐，可以利用思克恐，以防惊恐。

心为“君主之官”，人身之大主。并且，心主神明，各种情志活动均由心发，种种情志不调也必然影响到心。情志不调，或使心气涣散，或使心血郁阻，或令心阴暗耗，从而影响“十二官”的功能，加速全身各脏器的衰老。

中医学认为，郁怒忧思致肝气不舒，肝郁引起精血阻滞，久则耗伤，戕害五脏，也是衰老的一个重要原因。喜怒之情人皆有之，古人认为喜贵于调和，而怒宜于戒除。喜也应适中适度，不宜太过。怒是情志致病的魁首，对人体健康危害最大。人一旦发怒，可用制怒方法，即转移、吐露、忘却、想象、让步、避免；或利用情志相克，即恐克喜、悲克怒，以求平和。

忧郁、悲伤是对人体健康有害的又一种情志，应当注意克服。古人认为：“60 岁心气始衰，苦忧悲。”说明老年人由于精气亏虚、心气不正常，常易生忧悲之苦，忧悲不已又会进一步损伤神气，加速衰老，所以老年人特别应当杜绝忧悲，可利用喜克悲，以去忧悲。

思虑是心神的功能之一，人不可无思，过则有害。思虑过度可出现头昏、心慌、失眠、多梦、痴呆等症状。可利用怒克思，以制思虑。

精气化生形体，推动人身之各种功能活动，是人体生命的原动力。尽管人体衰老原因繁多，表现复杂，但都伴随着精气的病变，而情志失调易致精气、精血受伤，加速衰老。

阴阳失调作为衰老的另一机制，亦与情志有关。过激的情志活动损阴伤阳，破坏人体阴阳平衡，使百病蜂起，衰老早至。

7. 为什么中医养生要讲究“按时”

中医养生讲求人与自然、环境、社会的和谐统一，尊重人体固有的生命节律，并通过形神统一、动静结合、劳逸结合等具体的养生理论与实践，防微杜渐、未雨绸缪。故养生贵在按时，人的行为只有按时，形成规律，才能达到健康长寿的目的。

（1）按时休息：老年人退休以后，有的仍忙于干第二职业，有的要等到感觉累了才去休息，其实应该工作一段时间就休息一会儿，注意劳逸结合，不仅会很快消除疲乏感，还能提高工作和学习的效率，人体的阴阳气血也可以得到调整平衡。有的老年人通宵达旦玩麻将，这样对健康非常不利。

（2）按时锻炼：近年来，糖尿病、高血压、高血脂、冠心病和骨质增生等老年病在我国已呈年轻化趋势，这与很多人不锻炼、吃得过多和饮酒过多有关。老年人应该注意自己的生活方式，养成锻炼身体的好习惯。每天按时适当锻炼，对健康大有裨益。

（3）按时喝水：口渴提示体内缺水已颇为严重。经常饮水的老年人，患便秘、尿路结石者明显少于不常饮水的人。饮水还对心肌梗死和脑卒中等严重疾病有预防作用，患有动脉硬化、高血脂、血液黏稠、冠心病和脑卒中的老年人，更应该养成经常饮水的习惯。

（4）按时体检：每年的老年人健康体检中，发现相当多的人有严重疾病，如肝炎、肺结核、高血压、心脏病、糖尿病、癌症等。其实许多疾病只靠自我感觉是很难早发现的，只有定期去医院进行健康检查，才能早期发现，从而早期治疗。

（5）按时吃饭：有的老年人不是按时就餐，而是不饿不吃。这种做法容易损伤胃，也会削弱人体的抗病能力。因为食物在胃内仅停留 4 ～ 5 小时，人感到饥饿时，胃早已排空，胃液此时会对胃黏膜进行“自我消化”，容易引起胃炎和消化性溃疡。

（6）按时如厕：很多人都是当便意明显时才去厕所，甚至有便不解。大小便在体内停留过久，容易引起便秘或膀胱过度充盈而受到损害，甚至引起粪便和尿内的有毒物质被人体重吸收。老年人应养成定时排便的习惯，尤以晨间为好，可防治便秘，减少大肠癌的发病，缓解痔疮发作。

（7）按时睡觉：不少老年人不困不睡觉，误以为困倦才是应该睡觉的信号。事实上，困倦是大脑相当疲劳的表现，不应该等到此时再去睡觉。老年人要养成按时就寝的好习惯，不仅可以保护大脑，还容易入睡，并能提高睡眠质量，减少失眠。

8. 老年人健康长寿为什么要忌贪

老年人拥有健康的身体是儿女们的福分。古人云：“心中无贪欲，眼前自空明。”老年人要想拥有健康的身体，必须深刻认识到贪欲对健康的危害，注意忌贪。

（1）忌贪吃：人到中老年阶段，机体的各项功能相对退化和减弱，消化系统也是如此，所以绝对不可暴饮暴食，尤其是在晚上。应该遵循“早饭要吃饱，午饭要吃好，晚饭要吃少”的原则。注意尽量少摄入高脂肪、高胆固醇食物，少吃盐。老年人发福、身体略胖本是正常现象，最好不要吃减肥药，因为长期服用减肥药会损害心脏，还可能使人体产生依赖性。

（2）忌贪杯：老年人对酒精的耐受力差，有些人喝酒时还要逞强，往往造成严重后果。有的人因为饮酒过度，患上“酒精肝”“酒精心”，还往往加重心脑血管病病情。喝啤酒，尤其是冰镇的啤酒，对心脑血管刺激较大，容易诱发心脑血管疾病。

（3）忌贪药：人到老年，难免患有如高血压、冠心病、动脉硬化、糖尿病、关节炎等常见病、多发病。有的人患有几种慢性病，中药、西药、补药一起吃，有的一病多药，甚至不按配伍胡乱吃药，这样不仅大大增加了肝和肾脏的负担，而且很容易发生药性冲突，吃出病来。用药一定要遵医嘱。

（4）忌贪玩：老年人退休后没什么事儿，聚在一起打麻将、打扑克、下棋等，是一种乐趣，但是要适度，有节制，不能因此上瘾，终日打麻将，甚至熬到半夜。过度疲劳对身体损害非常大，老年人倒在麻将桌上的例子也时有听闻。

（5）忌贪卧：老年人应该休息好，但绝对不是终日卧床就好，因为越是缺乏运动，身体的免疫功能和抗病能力就越弱，也就越容易患病。实践证明，老年人每天 7 小时左右的睡眠足矣，过多或过少，都不利于健康。

（6）忌贪劳：有些老年人身体素质不错，精力比较旺盛，退休后又有了第二职业。这些人往往很珍惜这种机会，热心于工作，依旧像年轻时一样，起早贪黑，忙于劳作。这种精神虽然可嘉，但过度劳累会导致机体抗病能力下降，引发疾病。

（7）忌贪财：金钱是身外之物，很多老年人看得很开，把金钱看得很淡，这无疑是正确的。可是也有极少数老年人把金钱看得很重，沉迷于股市，甚至为钱跟家人争吵，损害健康。

（8）忌贪看：有的老年人沉溺于看电视，看了这个频道看那个频道，每天看电视时间很长。长时间看电视坐着不动，影响下肢血液循环。情节紧张、场面惊险的电视节目对心脑血管病患者有刺激，对身心健康影响甚大。

9. 为什么男养生要冷、女养生要热

有统计表明，生活在温暖、阳光充足地区的女性寿命较长，而在气候凉爽地区居住的男性则活得更久，这一规律在全球范围内同样适用。气候会影响人心理和生理多个方面，进而影响寿命。男人身上的肌肉多，食量大，新陈代谢更快，因此体表要比女人温暖一些。从生理角度看，女人对冷比男人更敏感，男人皮肤中的“温度感受器”较女人迟钝，不够“知冷知热”。所以，即使气温较低时，男人身上仍然是热乎乎的，女人身上则是冷冰冰的。

从中医学上讲，女人生性阴寒，所以怕冷；男人生性阳燥，所以怕热。从生理角度分析，男人和女人生殖系统的不同也造成了他们的温度“差异”。男人生殖器官中的睾丸不耐高温，它需要维持比体温低的温度，否则会伤害精子。当然，老年男性养生不需要考虑这个问题。而女人的子宫像个倒置的梨，属凉性，不注意保暖就会出现月经不调、痛经等。所以，女人更需要温暖的呵护。

男性爱吃肉食，吃得多，而且常狼吞虎咽。专家表示，男人对动物性脂肪的偏爱，会使肾脏超负荷运转，增加患心血管疾病、恶性肿瘤的风险。即便是“瘦肉”，其中肉眼看不见的隐性脂肪也占28%。因此，老年男性应选择低热能饮食，减少动物性油脂摄入，以猪肉为例，每天应控制在二三两，吃猪肉时最好与豆类食物搭配，可以使胆固醇与脂肪颗粒变小。每天食用烹调油总量不超过30克。

女人一到冬天就手脚冰冷，晚上钻到被窝里双脚还暖不起

来；夏天只要室内的冷气稍微强一点，便会感到腰酸背痛。老年女性要对自己“暖”一点：① 女性每天睡前用40℃左右的热水泡脚15～30分钟，不仅能缓解腰背疼痛，还能促进睡眠。怕冷的女性晚上睡觉前最好穿上保暖的棉袜，帮双脚御寒。② 女性冬天可多吃些大枣山药粥、五色粥等粥品，北芪党参炖羊肉、萝卜排骨汤能温补血气、增强体质和抵抗力，做菜时还可放些姜、胡椒、辣椒等有“产热”作用的调料。③ 做家务最好多用温水，洗冷水澡更是女性大忌。④ 女人的生殖系统最怕冷，“只顾风度不顾温度”的直接后果就是月经不调和痛经。在冬天，女人要特别注意颈部、腹部、腿部的保暖，有助于预防关节炎、颈椎病。

（二）四季养生

1. 老年人春季如何养生保健

一年四季，日月轮回，气候改变，老年人的生理状况和生活行为也会随之发生变化。特别是在不同的季节里，老年人需要进食不同的饮食，摄取不同的养分来滋养身体。这就提示，在不同的季节里，老年人的养生保健有着不同的内涵。有关四季养生，古人很早就提出了“春夏养阳，秋冬养阴”的原则。

春季是万物复苏的季节，大地开始回暖，万象更新，草木开始发芽，大自然生机勃勃。此时，人体也同万物一样，经过了寒冬的考验，迎来了春天。随着气温的回暖，人体内阳气开始升发，腠理疏松开泄，各组织器官功能开始活跃，细胞代谢逐渐趋于旺盛，新陈代谢加快，由此凸显春季最突出的特点就是一个“生”字。因此，老年人的一切行为都要从这个“生”字入手，顺应春季的气候变化特点和人体在春季的生理变化特征，合理安排自己的日常生活起居，以利养生保健。

严冬时节，由于气候寒冷，人们为了保暖而蛰居于温暖的室内，缺乏户外运动。为了补充散失的热能、防寒保暖，同时往往进食大量的肥甘温热之品，由此人体堆积了大量的脂肪。春天来了，气候转暖，万物复苏，老年人开始在增加活动量、舒展筋骨、畅通气血、加快身体新陈代谢、促进体内阳气的升发之中，大量消耗体内积存的脂肪与热能。

春天的早晨更是一天中阳气升发的大好时光。老年人在早起后进行适当的户外运动，如在公园、居室附近等地方散步、练养生功、打太极拳或八段锦等，借以顺应春季的升发之机，进行身体内外的气体交换，纳清扬浊，促进机体新陈代谢，使人精力充沛。

春季由于昼夜温差较大，且多风邪，因此老年人进行户外运动锻炼时，要注意运动量不宜太大，切忌大汗淋漓、气喘吁吁，宜微汗即止，以免运动后汗出当风，感受风邪而发病。

阳春三月，气候温暖舒适，春风拂面，万物峥嵘，处处赏心悦目。此时，老年人若能与家人、朋友相约，到广阔的大自然中去踏青游览，沐浴阳光，欣赏大自然的美景，将自己置身于苍翠葱茏之中，呼吸新鲜空气，一扫冬日的郁闷，神清气爽，实乃快事。

在春天里，人们经常容易感觉困乏无力、昏昏欲睡，也就是人们常说的“春困”。老年人要注意预防“春困”，其办法如顺应大自然和人体的变化规律，晚卧早起，晨起后适当运动，增加运动量，以提神醒脑；保持充足的睡眠，白天可以适当安排一定的午睡时间；注意居室干燥通风，保持室内空气新鲜。

春季是多种疾病好发的季节，老年人要注意从发病的原因上去加以预防，减少此类疾病的发生。

2. 老年人夏季如何养生保健

夏季是一年中气温最高的季节，人体的新陈代谢十分旺盛。老年人很容易受到夏季炎热气温的影响，身体的各项生理功能和食欲等均会发生变化。在炎热的夏天里，老年人应自觉做好保健养生。

（1）精神调养：在赤日炎炎的夏季，老年人要重视心神的调养，宜调息静心，神清气和，相安勿躁，切忌懈怠厌倦、心烦意乱、恼怒忧郁，有碍气机；处事快乐，胸怀宽阔，精神饱满，以利于气机的通畅。夏季炎热，老年人要常如冰雪在心，这就是所谓“心静自然凉”。

（2）起居调养：夏季老年人宜晚些入睡，早些起床，以顺应自然界阳盛阴衰的变化。

“暑易伤气”，炎热可使汗泄太过，令人头昏胸闷、心悸口渴、恶心，甚至昏迷。所以，老年人安排劳动或体育锻炼时，要避开烈日炽热之时，并注意加强防护。午饭后需安排午睡，一则避炎热之势，二则消除疲劳。

酷热盛夏，老年人要每天洗温水澡，洗掉汗水、污垢，使皮肤清爽，消疲解乏，消暑防病。

夏日炎热，腠理开泄，老年人易受风寒湿邪侵袭，睡眠时不宜对着门吹过堂风，更不宜夜晚露宿。空调房间的室内外温差不宜过大。纳凉时可选在树荫下、水亭中、凉台上，但不要时间过长，以防贼风伤人。

夏日天热多汗，老年人衣衫要勤洗勤换，久穿湿衣会使人生病。

（3）饮食调养：夏季出汗多，则盐分损失亦多，老年人宜多食酸味以固表，稍多食咸味以补心。夏月伏阴在内，心旺肾衰，虽然天气热，但仍需注意不要过食生冷食物，也不要过多地喝冷饮或吃冰淇淋等，以免伤及脾胃。注意适时喝水，补充水分，以免因体内失水引起血液黏稠度增高或虚脱，心脑血管病患者尤应注意。夏季气候炎热，老年人的消化功能较弱，饮食宜清淡，不宜肥甘厚味。

（4）运动调养：老年人夏天运动锻炼，最好在清晨或傍晚较凉爽时进行，场地宜选择公园、河水或湖水边、庭院空气新鲜处；锻炼项目以散步、慢跑、太极拳、养生功、广播操为好，有条件者最好能到高山森林、海滨地区去疗养。夏天不宜做过分剧烈的运动。出汗过多时，可适当饮用盐开水或绿豆盐汤，切不可饮用大量凉开水；不要立即用冷水冲头、沐浴。

（5）防病保健：夏季酷热多雨，暑湿之气容易乘虚而入，易致疰夏、中暑等病。老年人预防疰夏，在夏令之前，可取补肺健脾益气之品，并少吃油腻厚味，减轻脾胃负担。

夏天致病微生物极易繁殖，食物极易腐败、变质，肠道疾病多有发生。故应讲究饮食卫生，谨防“病从口入”。

进入夏季，宜服芳香化浊、清解湿热之方，如每天用六一散等水煎代茶饮。

3. 老年人秋季如何养生保健

秋风送爽，是人们感觉最舒适的季节。但是秋天阳气由升浮逐渐趋于沉降，生理功能趋于平静，阳气逐渐衰退，气候逐渐转凉，是老年人易发病的时令。为了适应秋季气候变化特点，防病延年，老年人应注意秋季养生。

（1）调节饮食，养肺生津：老年人由于五脏衰弱，肠胃薄弱，如果饮食生冷无节、饥饱无常，势必伤胃犯病。因此，秋季老年人应少吃多餐，多食熟软开胃易消化之物。

（2）愉悦身心，陶冶情志：秋风萧瑟，落叶纷纷，自然界凄凉的景色，容易导致老年人悲观伤感的消极情绪。因此，老年人应特别注意精神保健，可适当选择琴棋书画、养花种草、玩物赏鸟等文化娱乐活动，以愉悦身心、陶冶情操。

（3）提高耐寒力，预防感冒：由于秋季温差变化较大，风寒邪气极易伤人，加上老年人抵抗力和适应能力降低，尤易患感冒、肺炎、肺心病，甚至发生心衰而危及生命。因此，应注意防寒保暖，若身体情况许可，可坚持用冷水洗脸、擦鼻，甚至洗冷水浴，以提高耐寒防感冒能力。

（4）警惕秋季易发病：由于秋季的特殊气候特点，极易发生“秋燥咳嗽”、感冒、慢性支气管炎发作、胃病、风湿病、哮喘及心脑血管疾病等。老年人应结合自己的体质情况重点防范，积极控制原发疾病，警惕秋季易发病的发生。

（5）加强锻炼，增强体质：秋天的气候转凉，是室外运动的好时机，老年人可根据个人的爱好和兴趣，在力所能及的情况下选择适宜的锻炼项目，如散步、慢跑、做操、练拳、打球、郊游等。

此外，秋季养生还要强调三阴：① 秋季的饮食应以防燥护阴、滋阴润肺为原则，少吃辛辣、燥热之品和动物肝脏，减辛增酸，多吃滋阴润肺的食物，如鸭子、甲鱼、百合、山药、木瓜等滋养真阴之品，以达改善脏腑、滋阴润肺和补虚祛燥之功效。②注意润肺以化燥，可多饮清茶，亦可喝蜂蜜水以润肠通便；戒烟少酒，亦可服用些养阴清肺的中药。同时，如女性身体虚弱、体寒、失眠、健忘，男性精亏体虚之症，或因阴虚阳亢而导致的如糖尿病、高血压等，则宜顺应季节实施养阴益精之法。③宜早睡养神，以顺应“阴精收藏，收敛神气”的养生法则，有助阴精内蓄，保持人体阴阳调和。

4. 老年人冬季如何养生保健

冬季阴盛阳衰，寒为冬季主气，属阴邪，最易伤人阳气，最需要人的阳气抵御。老年人由于年事已高，阳气减弱，因此要积极御寒保暖，护阳益气，扶正抗邪，以求平安过冬。

老年人由于生理功能减退，防寒、抗寒功能低下，易被寒邪侵袭而患肺炎、流感等冬季常见病。此时，原有的心脑血管疾病、肾病、胃肠疾病等慢性旧疾也可能与之一起纠缠，严重威胁老年人的身体健康和生命安全。因此，在冬日的寒冷面前，老年人要注意给自己补充热能，增加衣服保暖，保持体温恒定，提高耐寒能力和免疫功能。

老年人冬季穿衣要讲科学，就是衣服表面温度与外界相当，但衣服里层与皮肤间的温度始终保持在32～33℃，这叫理想的“衣服气候”。它可在人体皮肤周围创造一个良好的小气候区，缓冲外界寒冷气候对人体的侵袭。因此，老年人冬季衣着以质轻、暖和为宜；同时宜穿深色衣服，多吸收太阳辐射，使人体多获得热能，增加保暖效果。

寒冷可使脑卒中（俗称中风）发病率明显增高。因此，老年人在冬天，尤其是出门时，一定要戴帽并护住耳朵。除了白天在颈部围围巾外，晚上可以用热水袋做颈部外敷。鼻部保暖可以戴口罩预防感冒。背部保暖穿着一件贴身的棉或皮毛背心就行了。另外，睡觉时注意不要让背部着凉。

俗话说："寒从脚起。"脚掌远离心脏，血液供应较少，表面脂肪很薄，是皮温最低的部位。足部保暖宜用棉鞋厚袜，鞋底要稍厚，以获取较好的防寒性能。好生冻疮的老年人应及早穿棉鞋。

在低温条件下，老年人要摄食产热较高的膳食，保证充足的热能。产热膳食主要包括蛋白质、脂肪和糖类。但脂肪摄入量不能过多，以免诱发心脑血管疾病，应摄入充足的蛋白质。

老年人冬令进补很重要。进补应选择温热性的益气补阳之物，以补肾为主，体质不虚的老年人以食补为主。

老年人冬季每日晨起和午睡后可用冷水洗脸，使面部和鼻腔内的血管收缩，促进面部血液循环，提高耐寒能力，预防伤风感冒、气管炎等呼吸道疾病的发生。

老年人刷牙宜用温水，以保护口腔、牙齿。晚上宜用热水洗脚以促进血液循环，有利于睡眠。

老年人冬季皮肤常瘙痒，往往由于频繁沐浴、水温过高所致，所以沐浴时水不宜太烫，以防洗掉皮肤表层的油脂。

冬季阳光对健康十分有益，老年人在晴朗少风的天气适当进行户外活动，多去户外晒晒太阳，有助于预防老年骨质疏松症，减少老年人常发生的精神抑郁症。也可以进行健身锻炼，但是要注意运动的量和方式，锻炼时不宜忽视保暖。

（三）食疗养生

1. 老年人饮食养生有哪些要诀

老年人生理、心理及免疫功能上的变化有其特殊性，饮食上也应顺应其变化。营养专家介绍，老年人养生方法较多，但饮食方法更直接、更有效。

（1）主食不过少：尽量做到粗细粮搭配，品种多样化。可以在补充人体所需要的热能的同时，补充多种维生素、无机盐。每天从食物中摄取的热能不超过 2000 卡，每天晚上只吃蔬菜、水果和一碗燕麦粥。限制热能的摄入会提高人体适应应激反应的能力，从而增强对伤痛和疾病的抵抗力。虽然饥饿的滋味并不好受，但在一定程度上的确有益健康。

（2）荤食不过量：最好选用去皮禽肉（如鸽肉、鸭肉等）、鱼虾类等平凉性肉食。

（3）每天一瓶奶：可以根据个人情况选择低脂奶、脱脂奶或酸奶。对牛奶不能耐受的老年人，可以选择豆浆等替代品。每天可适量饮用红葡萄酒。红葡萄酒中含有的白藜芦醇，能激活体内一组与长寿相关的生物酶的功能，从而延长寿命。

（4）每天一个蛋：鸡蛋中的蛋白质与人体所需的蛋白质组成最接近，也是最理想的优质蛋白质来源。鸡蛋的烹制最好选用煮、蒸、炖，避免油煎。有高胆固醇血症的老年人可以只吃半个蛋黄或不吃蛋黄。

（5）豆类不可缺：对健康而言，“大豆比黄金”。大豆制品中含有丰富的优质蛋白质和大豆磷脂，能保护老年人的心脑血管，可延年益寿，因此进食适量的大豆制品是健康饮食不可缺少的内容。

（6）蔬菜量要大：蔬菜可以补充人体需要的多种维生素和无机盐，可以起到一定的降血压、降血脂、降血糖等作用。老年人应多样化地选用蔬菜，建议每天500克左右为宜。

（7）水果莫贪吃：水果可以提供丰富的水分、维生素C和膳食纤维，最受老年人欢迎。但是，水果中又含有很多糖类，如果糖、蔗糖等，因此不能贪吃，建议每天吃水果不超过200克。

（8）油盐不多吃：油脂和盐是老年人心脑血管疾病发病危险因素，无论是色拉油、豆油、菜子油，还是橄榄油或芝麻油，每日用量最好不超过25克，盐的用量不能超过6克。

（9）零食有讲究：如果老年人出现食欲缺乏的情况，可安排少量多餐，零食作为加餐可安排在正餐后1.5～2小时。老年人的零食可选用莲子粥、荷叶粥、水果、黄瓜、番茄等。

（10）饮水要科学：老年人以饮温开水或温的淡茶水为好。早晨起床后及晚间睡前饮一杯温开水。喜欢运动出汗多的老年人，则要注意补充含电解质的水，如淡盐水、矿泉水，以补充从汗液丢失的电解质。

2. 为什么五味饮食有益于养生

食物的味道千差万别，酸、甜、苦、辣、咸，各不相同。中医养生认为，为了健康，各种味道的食物应该均衡进食。

（1）甜：甜入脾。甜食可补养气血，补充热能，解除疲劳，调胃解毒。但糖尿病、肥胖症、心血管病等患者宜少食。

（2）酸：酸生肝。酸味食物有增强消化功能和保护肝脏的作用，常吃不仅可以助消化，杀灭胃肠道内的病菌，还有防感冒、降血压、软化血管之功效。以酸味为主的西红柿、山楂、橙子，均富含维生素 C，可防癌、抗衰老、预防动脉硬化。

（3）苦：苦生心，苦味入心。苦味具有除湿和利尿的作用。如苦瓜，有增进食欲、明目、助消化、清凉解毒、利尿等功效。常吃能缓解水肿。

（4）辣：辣入肺，有发汗、理气之功效。人们常吃的葱、蒜、姜、辣椒、胡椒，均是以辣为主的食物，这些食物中所含的“辣素”既能保护血管，又可调理气血、疏通经络。经常食用，可预防风寒感冒。但患有痔疮便秘、神经衰弱者不宜食用。

（5）咸：咸为五味之冠，百吃不厌。中医学认为“咸入肾”，有调节人体细胞和血液渗透压、保持正常代谢的功效。呕吐、腹泻、大汗之后宜喝适量淡盐水，以保持正常代谢。

任何事物都有利害两面性，食物也一样，五味如果调摄不当，也可导致疾病。古人所说的“五味中和”是指各种食物的酸、甜、苦、辣、咸各种味道要浓淡适度，宁淡勿浓。在生活中，我们既要谨慎地选择食物，又要合理地调和各种味道，从而达到饮食养生的目的。

3. 老年人饮食何谓远“三白”近“三黑”

饮食上关于“颜色”的学问很多，尤其对于老年人来说，某些“白色”和“黑色”食物的养生保健作用大相径庭。老年人饮食保健最好要做到远“三白”近“三黑”。

（1）“三白”：指的是食盐、白糖、动物脂肪，这三样食物不可多食，但不要单一地拒绝，因为人体需要合理地摄入这“三白”。

①食盐。吃盐过多易导致血压增高、血管硬化，还会增加肾脏的负担。一般来说，盐的每日摄入量以6克为宜。

②白糖。过量摄入容易引起高血压、肥胖、肝功能损伤等。做菜时，可采用淋汤汁、勾芡或将水煮的食物蘸汁吃的方法，把甜、咸的味道浅浅地铺在食物表面，既可以满足口欲，又不会摄取过量糖、盐。

③动物脂肪。会加剧血管硬化，增加血胆固醇含量，不可多吃，但也不能不吃。肥肉如果烹饪合理（慢火炖1小时），能使不利于人体的饱和脂肪酸下降。在每人每日食用油25～30克的前提下，植物油与动物脂肪的比例以10∶7为宜。

（2）“三黑”：指的是香菇、黑木耳和黑米。它们都是有益于健康的食品，属于“黑色食品”之类。

①香菇。对胆固醇有溶解作用，可降血脂、血清胆固醇，预防骨质疏松。做法上首推“黑绿配”的香菇烧油菜，由于其含多量的维生素D，故多食可预防骨质疏松。另外，经常食用香菇，还有预防癌症和预防感冒的功效。

②黑木耳。有补血、活血、防止血液凝固形成血栓、预防冠心病和动脉硬化之功效，是天然的抗凝剂。经常吃一点儿黑木耳，可以起到抗血管堵塞的效果。但是建议每周只吃2次左右。

③黑米。营养丰富，有“黑珍珠”和“米中之王”的美誉，尤其适合腰膝酸软、四肢乏力的老年人，故黑米又有“药米”之称。将黑米熬成清香油亮、软糯适口的黑米粥，容易消化吸收，还具有很好的滋补作用。

4. 老年人春季养生可喝哪些食疗粥

我国春季食疗粥保健养生的历史十分悠久，很受人们欢迎。老年人喝食疗粥一定要根据身体情况、生活习惯和保健养生目的之不同而有所选择，同时还要根据春季寒暖之变灵活掌握。下面介绍的几种春季养生粥可供老年人选用。

（1）猪肝粥：粳米200克，猪肝60克，食盐、葱、生姜、香菜等调味品各适量。将猪肝切碎，备用；先将粳米洗净，入锅加水，武火煮沸后再煮约15分钟，将猪肝放入继续煮，待将熟时放入食盐、葱、生姜、香菜等调味品即可。功效补血明目、养肝健脾。常人服食可补肝强身，患有贫血、头晕、目疾、肝病者更适宜服用。

（2）芹菜粥：芹菜200克，粳米200克，食盐、葱、生姜、香菜等调味品适量。将芹菜洗净，切成细丁，备用；粳米洗净，入锅加水煮，待粥八成熟时放入芹菜丁，最后放入适量食盐、葱、生姜、香菜等调味品即可。功效清肝明目、解毒利水。芹菜粥含有丰富的植物纤维素，是适宜春季常服的粥类，对于头痛、眩晕者尤为适宜。

（3）菊花粥：粳米200克，干品杭白菊15克，白糖或冰糖适量。先将粳米洗净，入锅加水煮开，再将杭白菊放入共煮，待粥煮熟后放入适量白糖或冰糖即可。功效清肝明目、凉血解毒。正常人春季可适量服食，对于有头晕目眩、目赤肿痛者及高血压患者更适宜服用。

（4）山药红枣糯米粥：山药100克，红枣10枚，糯米100克，白糖或冰糖适量。将山药洗净、削皮、切块，将糯米、红枣洗净后与山药一起放入锅中，加水共煮，先武火煮开再转文火慢煮，至粥成时加入适量白糖或冰糖即可。功效健脾补气、养胃和中。常服可健脾养胃。

5. 老年人夏季养生可喝哪些食疗粥

中医学主张“天人相应”，即要根据季节的变化而调整饮食，身体才能健康。炎炎夏日闷热、潮湿，容易让人感到无精打采，身体也疲乏无力。下面介绍的几种夏季养生食疗粥可供老年人选用。

（1）金银花粥：金银花30克，粳米50克，水300毫升。金银花水煎后取浓汁约150毫升，再放入粳米，加水煮成稀粥，分早、晚两次温服。可防中暑，尤其适宜风热、头痛目赤、咽喉肿痛者，以及高血压、冠心病患者食用。

（2）西洋参粥：西洋参3克，红枣10枚，粟米100克。先将西洋参洗净，置清水中浸泡一夜后切碎；红枣洗净；将西洋参、红枣、粟米及浸泡西洋参的清水一起倒入砂锅内，再加些清水煮40分钟即可。西洋参又叫花旗参，有显著的抗疲劳、抗缺氧功效。此粥适宜阴虚少气、口干口渴、萎靡乏力者食用，不仅能镇静，还能温和滋补。

（3）芝麻粥：黑芝麻30克，粳米100克。先将黑芝麻晒干后炒熟研碎，再与粳米同煮成粥。可随意服食。黑芝麻可以润肠通便；另外，因含有丰富的蛋白质与不饱和脂肪酸，能保持血糖的稳定，有益于骨密度的提高，柔韧关节，美化肌肤。

6. 老年人秋季养生可喝哪些滋补汤

秋季来临，早晚比较凉，老年人除应注意添加衣物，谨防换季感冒外，还应关注秋季养生。民间有句俗话叫“贴秋膘”，就是说这个季节老年人需要适时进补，可喝以下滋补汤。

（1）花椒淮杞瘦肉汤：花椒25克，枸杞子30克，淮山药11克，党参25克，红枣15枚，猪瘦肉500克，生姜、葱、料酒各适量。将红枣去核，花椒泡水1天1夜，然后在水中加少许生姜、葱和料酒；猪瘦肉汆烫、切大块，锅中注入八分满水，水煮开后，放入所有材料，以武火煮20分钟，转至文火煮3小时40分钟即可。功效消除压力和疲劳。

（2）腐竹银杏猪肚汤：猪肚1个，薏苡仁100克，银杏20粒，腐竹200克。猪肚要两面洗净，腐竹与薏苡仁泡水片刻，锅中注入八分满水，水煮开后，放入所有材料，以武火煮20分钟，转至文火煮3小时40分钟即可。功效润肠通便。

（3）栗子百合排骨汤：栗子500克，猪排骨500克，干百合150克，陈皮5克，莲子100克。将莲子去心，猪排骨汆烫，锅中注入八分满水，放入陈皮，水煮开后，放入所有材料，以武火煮20分钟，转至文火煮3小时40分钟即可。功效保护肌肤。

7. 老年人冬季养生可喝哪些滋补汤

冬季来临，天气变化是比较明显的，老年人除了要做好御寒工作外，冬季养生可选择以下滋补汤。

（1）淮杞圆肉炖乌鸡：桂圆肉30克，淮山药10克，枸杞子15克，乌鸡1只，猪瘦肉200克。桂圆肉加水泡软，乌鸡去头、去皮和多余脂肪，切成两半。锅中注入八分满水，水煮开后，放入所有材料，以武火煮20分钟，转至文火煮3小时40分钟即可。功效滋阴，养血，益肝，补虚。

（2）滋阴党参汤：麦冬粒10克，桑椹20克，党参20克，枸杞子20克，芡实30克，桂圆肉20克，鸡1只。桂圆肉加水泡软，鸡去头、去皮和多余脂肪，切成两半。锅中注入八分满水，水煮开后，放入所有材料，以武火煮20分钟，转至文火煮3小时40分钟即可。功效滋阴补肾，益智宁神。

（3）当归生姜羊肉汤：羊肉500克，红枣10枚，当归20克，生姜50克，党参20克，陈皮1片，北黄芪25克。将红枣去核，羊肉切大块（可加少许料酒和生姜）。锅中注入八分满水，放入陈皮，水煮开后，放入所有材料，以武火煮20分钟，转至文火煮3小时40分钟即可。功效温中养血，祛寒止痛。

8. 老年人失眠有哪些食疗方

失眠症，西医称为神经衰弱，是神经官能症的一种。长期的失眠很容易引起老年人身体及心理上的其他疾病。老年人失眠在进行药物等治疗的同时，配合以饮食疗法，既有利于增强催眠效果，又有利于健体强身。

（1）莲子百合汤：莲子60克，百合100克。将莲子洗净放入锅内加水煮沸，加入洗净的百合，煮熟后加入冰糖少许服用。适用于阴虚火旺或心脾两虚所致失眠。

（2）红枣粥：红枣10～15枚，粳米100克。将粳米淘净，放锅内加水煮沸，加入洗净的红枣，再加冰糖适量煮至粥稠。每日1剂，可常服食。适用于心脾两虚所致失眠。

（3）桂枣茯神汤：桂圆肉30克，红枣、茯神各50克。共入锅内加水煎汤，煎2次，每次煎1小时。混合2次煎液，分2次服用。每日1剂，连用1～2周。适用于心脾两虚所致失眠。

（4）桂圆杞桑汤：桂圆肉 15 ～ 20 克，枸杞子、桑椹各 15 克。上药放锅内加水煎汤服。每日 1 剂。适用于心肾失调所致失眠。

（5）酒浸桂圆肉：桂圆肉 300 克，放瓶内加白酒 1000 毫升，每日摇动 1 次，浸 15 日。每次取 20 ～ 30 毫升，每日服 2 次。适用于老年人心脾两虚所致失眠，尤其对失眠多梦者有效。

（6）桑椹双仁粥：桑椹 30 克，桃仁、柏子仁各 15 克。上药放锅内加水煮粥食。每日 2 ～ 3 次，可常服食。适用于心肾虚亏所致失眠。

（7）金针菜汁煮冰糖：干品金针菜 30 克，洗净放锅内加水煮 30 分钟，去渣留汁加冰糖适量，再煮 2 分钟。每晚睡前 1 小时温服，连用 10 日有效。适用于老年人失眠。

（8）酸枣仁粳米粥：酸枣仁 30 克，粳米 50 克，红糖适量。将酸枣仁捣碎后用纱布袋包扎，与粳米同入砂锅内，加水 500 毫升，煮至米烂汤稠停火，然后取出纱布袋，加入红糖，盖紧盖，焖 5 分钟即可。每晚临睡前 1 小时温热服。适用于老年人失眠。

9. 老年男性吃哪些食物可健身强性

据调查，80% 的老年男性在过了 60 岁以后都有阳痿、性功能障碍等疾病，甚至有些老年男性 65 岁之后就没有任何性生活。老年男性随着雄激素分泌量的减少，性欲和性功能逐步减退，适量食用下列食物有助于增强和改善老年男性的性功能。

（1）滑黏食物：具有这类特性的食物中富含精氨酸，精氨酸是精子形成的必要成分。中年以后的男性应多吃富含精氨酸的食物，如鳝鱼、鲇鱼、泥鳅、海参、墨鱼、章鱼、蚕蛹、鸡肉、冻豆腐、紫菜、豌豆等。这类食物均有助于精子的形成和质量的改善，它们也是男性的补益食品。

（2）含钙食物：钙离子能刺激精子成熟。多吃一些含钙丰富的食物，对改善男性生殖能力有一定作用。含钙丰富的食物有虾皮、咸蛋、乳类、蛋黄、大豆、海带、芝麻酱等。此外，韭菜、虾等也有固精壮阳、补肾、暖腰膝等功效，适用于阳痿、遗精、多尿等。

（3）动物内脏：动物内脏中含有较多的胆固醇，胆固醇虽然是动脉粥样硬化的主要因素，但也是合成性激素的重要原料。动物内脏中还含有10%左右的肾上腺皮质激素和性激素，能促进精原细胞的分裂与成熟。因此，适量食用肝、肾、肠、肚、心等动物内脏，有利于提高体内雄激素水平，促进精液分泌和生殖功能。

（4）含锌食物：锌是人体必不可少的一种微量元素。它与新陈代谢、生长发育及其他多种生理功能的关系甚为密切，特别对维持男性生殖系统的正常结构和功能有重要作用。近年来研究发现，缺锌与“肾阳虚”有关。在人和动物的精液和精子中，锌的含量约为0.02%。因此，富含锌的食物是男性的重要功能性食品。富含锌的食物有牡蛎、牛肉、鸡肉、动物肝、蛋黄、花生仁、猪肉等。

（5）富含维生素的食物：维生素A、维生素E和维生素C都有助于延缓衰老和避免性功能衰退，它们大多存在于新鲜蔬菜、水果中。

10. 老年男性常用壮阳强性粥有哪些

老年男性，津枯液亏，体力减退，性功能也力不从心。下面列举的粥方均为滋肾阳的最佳药膳，可增强性欲，适用于阳痿、早泄、遗精等。

（1）黄秋葵鲫鱼粥：鲫鱼1条，黄秋葵5个，粳米60克。将鲫鱼洗净，黄秋葵洗净、切块，加入粳米一起煮粥。具有补肾壮阳、防护视网膜之功效。

（2）锁阳羊肉粥：锁阳 20 克，羊肉 250 克，粳米 60 克，食盐、葱、生姜适量。将锁阳用砂锅水煎取汁，加入洗净、切块的羊肉和粳米，一起煮粥，加入食盐、葱、生姜调味后服食。每日 1 剂，早晚各服 1 次。具有补肾阳、益精之功效。

（3）菟丝子粥：菟丝子 30 克，粳米 60 克。将菟丝子捣碎，水煎取汁，加入粳米煮粥，粥将熟时加入适量白糖再煮片刻即成。具有滋补肝肾、固精缩尿、明目之功效。

（4）羊肾韭菜粥：羊肾 2 个，羊肉 100 克，韭菜 150 克，枸杞子 30 克，粳米 100 克。将羊肾对半切开，切成丁状；羊肉、韭菜洗净，切碎。先将羊肾、羊肉、枸杞子、粳米放锅内，加水适量，先用武火煮沸，再改文火煮粥，待快煮时放入韭菜，再煮二三沸。功效补肾壮阳。

（5）苁蓉羊肉粥：肉苁蓉 20 克，羊肉 100 克，粳米 150 克，葱白 3 根，生姜 5 片，食盐少许。先将羊肉洗净、切碎，葱、生姜亦切碎，用砂锅先煎肉苁蓉，去渣取汁，放入羊肉和适量水与粳米同煮，待粥将煮好时，放入食盐、葱、生姜调味后服食。肉苁蓉“主五劳七伤，补中，益精气”；羊肉“益肾气，补精血，壮元阳”。

（6）鹿角胶粥：鹿角胶、山茱萸各 20 克，粳米 100 克。将粳米和山茱萸加水煮成粥后，加入鹿角胶使其溶化，再煮二三沸即可，空腹以粥代食，可加糖调味。功效温补肾阳，益精助育，实为男性不育、阳痿、遗精、性功能减退的理想粥疗方。

（四）中药养生

1. 老年人养生保健如何合理进补

人到老年，生理功能逐渐减弱，各种虚症随之出现，进补可减缓生理功能的下降，推迟衰老的进程，达到长寿之目的。那么，如何科学地进补呢？

（1）补要适体：老年之疾虚证居多，在治疗上应“虚者补之”。“形不足者，温之以气；精不足者，补之以味”。五味调和，则可补益精气。补养之法，既有药补又有食补。虚证主要表现为全身气血阴阳的不足，相关脏腑功能的衰退。因此在治法上，首先要分清阴虚、阳虚、气虚、血虚四类，再与脏腑联系起来，辨别心、肝、脾、肺、肾五脏之虚。通过辨证，或用药治，或用食疗，或药食兼施，以达到康复的目的。

（2）补要得法：若进补得法，则能增进健康；反之，则会损害健康，又叫“补病”，轻的停补后经适当处理可恢复，重的甚至危及生命。所以，必须根据个人的具体情况进补，身体缺少什么就补什么，如果不需要就不必补。同时，不同人的体质、病因、症状即使基本相同，进补的药也可能完全不同，若不分青红皂白，一律用同一补法去补，或者认为只要是补药就行，则只会适得其反。

（3）补要适时

① 冬令进补。自然界四季气候变化表现为春生、夏长、秋收、冬藏的规律。人体五脏中的肾脏为冬季的主令，“肾为封藏而主蛰”，冬季又为收藏季节，此时进补，可藏而不泄。可以服用人参、阿胶、鹿茸、海狗肾、冬虫夏草和各类中成药，以及各种食物进补。

但要根据病情、体质的不同，在医生的指导下选用。

② 伏天进补。伏天是一年中气候最炎热之时。人们普遍认为，热天进补，补药成分随汗而泄，等于不补。事实上，伏天同样可以进补，其功效并不逊于冬季，因为人们在伏天大都出现气阴两虚之证，特别是老年人更甚，此时进补易填空吸收，最为适宜。在药补方面，适宜清补，以服用人参最为理想。人参补气生津，适用于气阴两虚。对于季节变化易发的疾病如哮喘、老年慢性支气管炎、冠心病等，尤其可趁伏天病情稳定时予以辨证调补，即所谓冬病夏治，以获治本效果。

（4）补要适量：药物的作用主要靠药性，而且都有一定的偏性，进补就是利用药物的偏性来纠正人体的偏性。例如，人体偏于热性，就利用偏于寒性的药物来纠正，但如果纠正太过，人体又可偏于寒性。即使是属营养制剂的补药，补过了头也会影响人体的平衡协调，从而带来危害。

2. 十大最经典的抗衰老中药是什么

经过长期的实践，中医学中总结十大最经典具有抗衰老作用的中药如下。

（1）黄芪：中医学认为“脾为后天之本”。黄芪“益元气而补三焦”，为“补气诸药之最”。研究发现，黄芪不仅能扩张冠状动脉，改善心肌供血，提高免疫功能，而且能够延缓细胞衰老的进程。

（2）人参：人参能“补五脏，安精神，定魂魄，止惊悸，除邪气，明目、开心、益智。久服轻身延年”。研究发现，它还具有抗氧化、抗衰老、抗疲劳、保肝、调节心血管及造血系统功能等作用。抗衰老研究证实，人参果皂苷有“返老还童”的功效。

（3）何首乌：何首乌“久服长筋骨，益精髓，延年不老”。研究发现，何首乌能够促进神经细胞的生长，对神经衰弱及其他神经系统疾病有辅助治疗作用；并可调节血清胆固醇，降低血糖，提高肝细胞转化和代谢胆固醇的能力；还具有良好的抗氧化作用。

（4）三七：清代名医指出，“人参补气第一，三七补血第一，味同而功亦等”，称三七为“中药之最珍贵者”。研究发现，三七与人参有相似之处，其人参总皂苷含量超过人参，可扩张血管，降低血管阻力，增加心排血量，减慢心率，降低心肌耗氧量和毛细血管的通透性，在心血管病防治方面比人参有明显的优势。

（5）刺五加：古人云，“宁得一把五加，不用金玉满车”。研究发现，刺五加有抗衰老、抗疲劳（其抗疲劳作用比人参皂苷还强）、强壮作用，还能调节神经系统、内分泌系统、心血管系统功能，且有抗菌消炎和一定的抗癌作用。

（6）枸杞子：枸杞子“久服坚筋骨，轻身不老，耐寒暑”；并且“使气可充，血可补，阳可生，阴可长”。枸杞子有类似人参的“适应原样”作用，且能抗动脉硬化、降低血糖、促进肝细胞新生等，服之有增强体质、延缓衰老之功效。

（7）红景天：它有补益元气、清热、解毒、止血、宁神益智的功效。研究发现，红景天有类似人参的补益作用，能增强机体抗缺氧、抗寒冷、抗疲劳、抗辐射、抗病毒能力，抑制癌细胞生长，提高工作效率，延缓机体衰老。

（8）灵芝：灵芝能“补肝气，安魂魄”；并且“久食，轻身不老，延年神仙”。研究证实，灵芝对神经系统、呼吸系统、心血管系统功能都有调节作用，具有免疫调节、清除自由基、平衡代谢等功效，直接延缓人体衰老进程。

（9）绞股蓝：绞股蓝为葫芦科植物。科学家发现，其组成中有多种成分与部分人参皂苷结构相同；具有抗衰老、抗疲劳、抗癌、调节内分泌功能的作用，能提高人体应变能力和免疫力，降低胆固醇和氨基转移酶，预防肿瘤，抑制溃疡，缓解紧张，镇静，镇痛。

（10）蜂王浆：蜂王浆是蜂制品中的珍品，含有丰富的营养成分，可促进蛋白质合成，促进细胞生长，促进机体的新陈代谢，增强组织再生能力。同时，因其含有丰富的超氧化物歧化酶及维生素 C、维生素 E，是不可多得的抗衰老良药。

3. 老年人进补怎样服用西洋参

西洋参又称花旗参，主产于美国、加拿大等北美国家。西洋参是一种补而不燥、男女老少皆宜的高级保健品。

西洋参，味甘、微苦，性凉，具有滋阴补气、宁神益智及清热生津、降火消暑的双重功效。用于气虚阴亏、内热、咳喘痰血、虚热烦倦、口燥咽干等。肺阴不足之咳嗽喘促，胃燥津伤的咽干口渴，最适宜用之。古语云：“西洋参性凉而补，凡欲用人参而不受人参之温者皆可用之。”故补而不燥是西洋参的特别之处。

西洋参的药性与人参有相似之处，但又有较大区别。人参提气助火，西洋参滋阴降火。因此，如果身体有热症，如口干烦躁、手心发热、脸色发红、食欲缺乏、疲乏无力，服用西洋参可以达到调养的目的。

研究表明，西洋参中含有一种叫人参皂苷的成分，可以提高人体抵抗力，具有护肝、增强免疫力、调节胰岛素分泌，以及助消化作用。适用于体质较弱的人，如老年人，以及消耗性疾病后期、术后患者等；肝病、肿瘤、糖尿病、慢性胃病患者和肠胃虚弱者均可服食，以增强体质。相对于人参，西洋参的补气作用温和许多，也不似人参温燥，所以在用量上没有特别的要求。每天含4～6片，相当于生药不超过5克，一般不会产生不良反应。

老年人进补服食西洋参，宜注意以下事项。

（1）西洋参性凉，有手足不温、怕冷、易出汗、大便溏泻、小便清长、口淡无味、食欲缺乏、舌质淡、苔白而润、脉虚弱等阳虚症状者，以及胃有寒湿及外感未愈者忌服。

（2）西洋参的主要功效是补气养阴，按“非虚勿补”原则，如果身体并无不适，不宜经常服食西洋参。此外，服食西洋参应注意剂量，以每日3～6克为宜。过量服食，有可能产生精神亢奋、烦躁不安、忧虑失眠，甚至精神错乱等不良反应。

（3）由于西洋参不利于寒湿之症，春天和夏天气候偏干，比较适合服用西洋参，不宜服用人参；而秋、冬季节更适宜服用人参。

（4）患有动脉硬化症、高黏血症、失眠、胃病、胆囊炎、胆囊结石的老年人不宜服用西洋参。

4. 冬虫夏草对老年人有哪些保健作用

冬虫夏草生长十分奇特，虫草真菌感染蝙蝠蛾幼虫，使其得病、僵化、死亡，于次年春夏自幼虫头部生出草茎，因而是虫菌复合体。冬虫夏草的外形像一条头部长了草茎（子座）的蚕虫体（真菌幼虫复合体）。草茎呈深黄色，虫体呈红棕色或深褐色。

冬虫夏草是一种传统的名贵滋补中药材，有调节免疫系统功能、抗肿瘤、抗疲劳等多种功效。冬虫夏草产量少，物以稀为贵，经过炒作，价格昂贵，所以造假者较多。

临床研究表明，冬虫夏草对肿瘤细胞的抑制作用是硒的4倍；

所含虫草素能明显增强红细胞黏附肿瘤细胞的能力，抑制肿瘤生长和转移，能明显提升白细胞和血小板数量，迅速改善放、化疗后的恶心呕吐、食欲缺乏、头发脱落、失眠等症状。在我国，生长于海拔4200米的西藏那曲地区的冬虫夏草，由于其天然虫草素含量较高，因此抗癌效果更为显著。在美国，已将冬虫夏草列为抗肿瘤新药，进入Ⅲ期临床试验。

冬虫夏草具有强身延年、降血脂、抗菌解毒、镇静安神、调节免疫、平喘祛痰、抗癌等作用，能增强心血管系统、血液系统及肝、肾功能。常用于治疗老年虚症，以及痰饮喘嗽、自汗盗汗、阳痿遗精、腰膝酸痛、病后久虚等症。

冬虫夏草全年均可服用，冬季服用效果更佳。通常煎煮3～10克内服，或入丸、散，也可泡酒、煲汤、煮粥服用，无论何种方法均应连渣服用。例如：①将糯米50克、冰糖适量放入砂锅中，加水煮成稀粥，将冬虫夏草5克研成粉末，均匀地加入，再煮片刻即可。②将老雄鸭1只除内脏，洗净，切块，放入砂锅中，加入冬虫夏草10克，再加入适量黄酒、食盐、清汤等，文火煲2～3小时即可。③将甲鱼切成大块，放入锅中煮沸，捞出放入汤碗中，加入冬虫夏草10克，再加入适量红枣、料酒、食盐、葱段、生姜片、蒜片和鸡清汤，上笼隔水蒸2小时即可。

5. 冬虫夏草是治百病的灵丹妙药吗

“药中黄金”冬虫夏草，其价格已经赶超了真正的黄金。据业内人士介绍，每千克（约1200条）的冬虫夏草，零售价格接近百万。冬虫夏草是否真有与其价格相匹配的神奇功效，还是盛名难副，目前对其有效成分和功效的研究尚无完整、科学的结论。

然而，专家表示，名贵的冬虫夏草与几元1斤的普通蘑菇药用价值无异。冬虫夏草的化学成分与蘑菇十分相近，如二者都含有真菌多糖，只是冬虫夏草中的虫草菌素（核苷）等少数微量成分，蘑菇中没有。如果能够确定虫草菌素是冬虫夏草的主要活性成分，那么可以认为蘑菇不能代替冬虫夏草。但目前只有初步研究结果，离最终结论还很远。如果研究证实虫草菌素真的有效，因其分子结构简单，也是完全可以大量人工合成的，即使要从生物中提取，如今也已发现一种叫“无冠构巢曲霉”的真菌含有更高含量的虫草菌素，其培养成本比冬虫夏草低得多，可以作为冬虫夏草的替代品。

从已有的研究结果看，冬虫夏草可以增强人体免疫系统功能的结论是肯定的，但到何种程度，与其他能提高免疫能力的食物相比如何，目前的研究还没有得出结论。对于冬虫夏草的功效只有中医的解释，其确切的药理作用和临床效果，还没有明确的试验研究加以证实，因此没有充足的科学基础给消费者提供更为详尽的选择指导。

冬虫夏草之所以贵如黄金，主要是因为它一般产于青、藏、川、云等海拔3000米以上的高山地带，数量稀少，难以采挖，因此被冠以“珍稀药材”之称。实际上，它在中医专家眼里也并不是包治百病的“神物”。它作为保健药只适用于经常熬夜导致肾气虚或肺肾两虚引起的疲劳综合征，以及免疫功能低下出现的一些病症。

如果补食冬虫夏草不当，甚至会起到相反作用。例如，感冒引起的咳嗽或气管炎急性发作，就不适合用冬虫夏草，否则不但不能止咳，反而会使咳嗽加重，而且缠绵难愈，影响其他药物的止咳疗效；在治疗慢性支气管炎时，也只能在恢复期无痰或少痰时服用冬虫夏草；另外，它的益肾功能也只限于轻度肾功能减退，对于肾衰竭者则没有奇特疗效。

6. 老年人便秘有哪些外治中药配方

老年人便秘是指排便次数减少，同时排便困难、粪便干结。正常人每天排便 1 ～ 2 次或 2 ～ 3 天排便 1 次，便秘患者每周排便少于 2 次并且排便费力，粪质硬结量少。便秘的出现严重影响老年人的生活质量。

中医学认为，老年人出现便秘通常有两种情况：一种是因病引起的便秘，如在伤寒、温热病中所见，多为热证，虚证较少；杂病中所见的则有寒热虚实之分。另一种是与疾病无关的便秘，临床上多称为单纯性便秘、习惯性便秘。便秘有热秘、冷秘、气秘、虚秘之分，证有寒热虚实之辨。

中药外敷可治老年人便秘，现列举以下偏方，仅供参考。

方 1：葱白连须 3 根，生姜 30 克，豆豉 50 粒，食盐 8 克。共捣如泥成膏，贮存备用。取药膏适量敷于肚脐中，覆盖纱布，外以胶布固定，如大便没通可重复治疗。本方温经散寒，活血通便，对虚秘、冷秘有很好的治疗作用，效果显著。

方 2：朴硝 6 克，皂角刺 1.5 克。上药共研细末，用时取少量加水调和成膏，贴敷肚脐中，外以纱布覆盖，胶布固定。每日换药 1 次。本方泻火通便，对热秘疗效较好。

方 3：大田螺 1 个，食盐适量。共捣如泥，敷于肚脐中，外以纱布覆盖，胶布固定。每日换药 1 次。本方有消炎散结，润肠通便之功效。通常用药 1 次，最多 2 次大便即通，疗效显著。

方 4：附子、丁香各 15 克，川乌、白芷、牙皂各 10 克，胡椒 3 克。

上药共研细末，贮瓶备用。用时取适量药末，再取大蒜10克捣烂，又取麝香0.1克，与药泥混匀，敷于肚脐中，外以纱布覆盖，胶布固定。每日换药1次。本方温经通便，对冷秘有疗效，一般用药1次见效，最多2次大便即通。

（五）技法养生

1. 老年人如何练养生功健身

养生功是传统医学宝库中独特的强身健体方法之一。练养生功作为一项比较柔和的运动项目，越来越受到老年人的欢迎。

养生功就是“内练一口气”，所谓“气”是指人们所呼吸的空气及人体内在的“元气”。中医学认为，养生功有平衡阴阳、调和气血、疏通经络和协调脏腑的功效。

现代医学证明，养生功可以调节大脑皮质和自主神经系统的功能；减少身体能量的消耗，增加能量的储备；通过腹式呼吸，使横膈膜大幅度有节律地上下移动，对腹腔脏器起到按摩作用，有利于胃肠道对食物的消化和吸收。养生功对高血压、神经衰弱、肠胃病、糖尿病、冠心病、慢性支气管炎等疾病，均有较好的防治作用。

练养生功的方法分为动功和静功两大类。一般来说，初学者宜选择太极拳、太极剑、八段锦等动功来进行锻炼，因为初学者往往对养生功的理论涉猎不深，如果直接从静功练起的话，过分注重意念活动，容易产生偏差。动功对于意念的要求并不严格，练功者只要熟练掌握动作套路，便可开始注意呼吸与动作的配合，从而慢慢进入意识的平静状态，即入静状态。如果有些人在练功前便已学习过养生功理论，则在练习时可选择动静结合的练功方法，在练动功的同时，可配合静功的练习。

老年人练功要做到循序渐进，持之以恒，日久必见成效。练功要怀有良好的心态，把世界看得多姿多彩，要时刻保持乐观情绪，用微笑去面对生活。练功要排除思想杂念，将意念集中在某一点上，如意守丹田。

练功环境一定要优美，空气清新流通，绿色植物茂盛，场地要开阔。另外，还需要一个良好的生活环境，要安静和谐，邻里关系融洽，能获得周围人的支持。如果有不顺心的时候，就要做3分钟消气功，具体如下：生气后不要往心里憋，马上进行深呼吸，呼气时默念“消”，同时想象自己的胸怀像大海般宽阔，3分钟气就消了。

老年人练功最好在清晨，但在凌晨3～5时最好不要起床，这个时间起床容易诱发脑出血。要保持早睡早起的好习惯，晚上睡前也可以做些简单的导引，以利于提高睡眠的质量。老年人不能一天到晚不停地练功，练功时间一般为20～30分钟，每天早晚各1次。

有的功法是分阶段的，如开始时做一个动作需重复十几次，慢慢就可增加到几十次，练功过程中可能略有疲劳，但练完后精神舒畅。练功时如有头痛、头晕、胸闷、呼吸不畅等不适症状，应查找原因，加以纠正，如症状继续加重，则应暂停练功。

2. 老年人练太极拳有哪些健身功效

太极拳是我国传统的健身运动项目，具有健身和延年益寿的功效，对防治慢性疾病有较好的效果。太极拳是一种动作比较缓慢，动中求静、柔中带刚的运动。它的强度、力度、节奏、时间都可以由练习者自己调控，是一种无压力的、艺术化的运动方式，非常适合于老年人锻炼健身。

练拳时必先令大脑皮质休息（心静），将协调全身内外器官功能的任务交由中枢神经系统执行（意定），从而加强神经系统的灵敏性。

因练拳的时间不会太短，故能像一般的有氧运动一样，使血气运行顺畅。练了一段时间，会察觉有指尖麻软发痹、关节微响、针刺和腹鸣等感觉。

练太极拳多以慢速走圆及弧，配以屈腿半蹲式运动，加上重心交替变换，运行动作又多搂、拗、绞转，使各肌肉的肌力及肌耐力得以提高；再配合多方向及大幅度之活动，如下势、蹬脚等式，能改善各关节的柔韧度。

练太极拳要保持呼吸自然沉实，通过深、长、细、缓、匀的腹式呼吸方法，增加胸腔的容积以确保气体能充分交换，相对地提高了各器官的氧含量，改善心肺功能。

因练拳时各关节、肌肉、骨骼会相互牵引、绞缠、挤压和舒张，内脏又因腹式呼吸而产生自我按摩的作用，长年修习太极拳能对各种慢性病，如神经衰弱、高血压、心脏病、消化不良、风湿性关节炎、糖尿病等有一定的治疗作用。

太极拳的流派较多，初学者以练国家体委公布的“简化太极拳”为佳，简便易学，效果较好。

练拳要选在地面平坦宽敞、环境幽静、空气新鲜的室外或室内进行，如草地、塑胶场地、泥土地等。

最好在清晨或傍晚锻炼，清晨练拳可使身体各器官活动起来；傍晚练拳有助于消除疲劳。

在正式练拳之前，应做好准备活动。适当慢跑、做徒手操可使身体微微发热，再适当压压腿、拉拉韧带，做几次半蹲起，尤其要把膝、踝关节充分活动开。

打太极拳时应全神贯注，注意力高度集中，做到精神集中、情绪稳定，免受外界事物的干扰。

在锻炼过程中，要根据个人的体力来调节练拳时间、次数、架子高低和动作快慢。套与套之间要有一定的休息，不要把一套拳连续打好几遍。最好是每日早晚各练 1 次，每次 10 ～ 15 分钟。

八、疾病防治

（一）常见疾病

1. 老年患者有哪些共同的临床特征

（1）一人多病：老年人往往多种病同时存在。据统计，每位老年人平均患有 6 种疾病，随着年龄增长，所患疾病有增加到 10 余种的可能。由于一人多病，往往使疾病加重，病情复杂。有的表现为多系统疾病同时存在，如一人同时患有高血压、糖尿病、胆囊结石、前列腺增生；有的表现为一个器官多种病变，如心脏可同时并存冠心病、肺心病、风湿性心脏病、心律失常等。

（2）临床表现不典型：老年人由于衰老导致各器官反应性和敏感性减退，加之一人多病现象存在，往往使疾病缺乏典型症状，有的表现为缺乏特异性症状，如有的老年性肺炎早期只有食欲差、精神差等症状，而无发热、咳嗽等呼吸道症状；更多的则无症状，即表现为亚临床型，如老年 2 型糖尿病患者无三多一少症状者占 52.8%，老年无痛性心肌梗死占 20% ～ 80%；有的由于并存疾病的相互影响，使症状不典型，如患有慢性支气管炎的老年人并发肺结核时，常因无特异症状而易被误诊。

（3）发病急、进展快、并发症多：老年人器官储备功能低下，病情易迅速恶化，在短期内可能会发生意料不到的后果。如患有冠心病、糖尿病的老年患者，一旦受凉感冒很容易发展为肺炎，诱发心力衰竭、心律失常，甚至多器官功能衰退，产生严重后果；免疫力低下、活动减少、长期卧床、营养不良及心理承受能力差等因素使老年人患病后可出现多种并发症，如精神神经症状、感染、肺炎、栓塞、肌肉关节萎缩等。

（4）病程长、疗效差、恢复慢：老年病多为慢性病，病程长，一旦患病往往难以彻底治愈，需长期服药，如糖尿病、冠心病、高血压、前列腺增生等老年疾病需要终身服药。由于老年人免疫力低下，机体调节能力差，即使是相对比较小的病，如感冒、胃肠炎等，老年患者的恢复期和病程也明显长于年轻人。

（5）药物不良反应多：老年人胃肠功能减退，口服药物容易引起恶心、呕吐等胃肠道反应；老年人肝肾功能减退，易导致药物在体内储留；老年人一人多病现象导致服药种类多，药物交叉作用，易增加不良反应。因此，老年人服药时应严格掌握适应证，遵循受益、低剂量、有效原则，谨慎用药。

（6）不良生活习惯影响病情：老年人常有些不良习惯，如老年人好静少动，导致运动耐力下降，会掩盖心肺疾病所致的胸闷、气短等症状；老年人习惯久坐，常引起踝部、胫前水肿；老年人喜欢卧床，懒于下床活动，易导致坠积性肺炎、下肢静脉曲张、便秘等。

2. 冠心病老人如何自我判断心绞痛发作

冠心病是冠状动脉性心脏病的简称。老年人冠心病可无典型症状，只有在仪器检查时才发现，但仪器检查又常是创伤性的，操作复杂且有一定的危险性，故不利于普及和广泛应用。那么，有没有自我判断有无冠心病的指标呢？专家认为，有以下几种表现就应当去医院及时检查和判断是否有心绞痛发作。

（1）在劳累或精神紧张时，出现胸骨后或心前区闷痛，或紧缩样疼痛，并向左肩、左上臂放射，持续3～5分钟，休息后自行缓解者。

（2）体力活动时出现胸闷、心悸、气短等症状，休息后可自行缓解者。

（3）出现与运动有关的头痛、牙痛、腿痛等症状时。

（4）饱餐、寒冷或受惊时出现胸痛、心悸等症状。

（5）夜晚失眠时感到胸闷憋气，必须高枕卧位才会好转；白天平卧或熟睡时突然胸痛、心悸、呼吸困难，必须马上坐起或站立方能缓解者。

（6）性生活及用力排便时出现心慌、胸闷、气急或胸痛等反应。

（7）噪声会导致心慌、胸闷者。

（8）反复出现脉搏不齐、心率过快或过慢，而且原因不明者。

3. 老年人高血压有哪些特点

根据《中国高血压防治指南》对高血压水平的定义和分类，正常血压值为：收缩压小于120毫米汞柱，正常高值为120～139毫米汞柱；舒张压小于80毫米汞柱，正常高值为80～89毫米汞柱。2003年版欧洲高血压指南及2007年版指南建议，所有的高血压患者的血压均应控制在140/90毫米汞柱以下。这表明老年人高血压诊断标准与一般人相同，血压高于140/90毫米汞柱即为血压异常（高血压）。老年人高血压具有以下几个临床特点。

（1）单纯性收缩期高血压较多见：收缩压随年龄增长而增高，单纯性收缩期高血压是大动脉粥样硬化的结果，是老年单纯性收缩期高血压的一个重要特征。

（2）老年人高血压的波动性大：老年人存在不同程度的器官功能退行病变，致使老年患者血压波动范围明显增大，尤其是收缩压。老年高血压患者一天内血压忽高忽低，波动可在40/20毫米汞柱以上，且血压昼夜节律常消失。约1/3的老年高血压患者（尤其在80岁以上高龄患者中）表现为夏季血压低而冬季血压高。

（3）直立性低血压：在老年人高血压中较多见，尤其是常见于降压治疗过程中，故应避免短时间内大幅度降压。

（4）并发症多且多种疾病共存：老年人高血压的发病基础是动脉硬化，而收缩压增高又会加重加速动脉硬化。另外，老年人高血压与糖尿病、高血脂、动脉粥样硬化、前列腺增生等疾病共存，这些老年病相互影响，使老年高血压病情更加复杂、多变，影响其治疗。

（5）易出现假性高血压：由于老年人动脉硬化，因而间接法测量血压时，测量值比直接法偏高。

4. 如何识别老年高血压患者脑出血先兆

有高血压病史的50岁以上的人，在情绪激动、剧烈劳动或活动时出现以下症状者，要考虑为脑出血先兆。

（1）意识障碍：如躁动不安，意识模糊不清，严重时出现昏迷，眼球固定于中央，面色潮红，出现鼾声，大汗淋漓，尿失禁，且多发生在严寒季节。

（2）头痛、呕吐：神志清和轻度意识障碍者可诉头痛，以发病侧为重；浅昏迷者可见患者用手触摸发病的头部；发生喷射性呕吐，呕吐物多为咖啡色胃内容物。

（3）去大脑强直与抽搐：常见于出血量大，血液进入脑室影响脑干功能时。

（4）呼吸与血压方面的改变：呼吸一般加快，重者深而慢，病情恶化时转为快而不规则，如叹息样呼吸、双吸气等；血压高低不稳，逐渐下降。

（5）出血后体温升高：此时应立即使患者平卧，并送往医院救治。

5. 老年人高脂血症有什么先兆

高脂血症无典型的早期表现，如发现以下症状，可能是高脂血症的先兆，应及时进行血脂检查，做到高脂血症早知道。

（1）黄色瘤：身体某些部位出现黄色、橘黄色或棕红色的结节、斑块或疹子，医学上称之为“黄色瘤”。这些结节或疹子可出现在脚后跟、手背、臀部及肘、膝、指关节等处，有的可表现为手掌部的黄色或橘黄色线条状条纹。如出现上述表现，多提示有家族遗传性的高脂血症，往往高脂血症比较严重，应予高度重视。

（2）头晕：头晕是各种高脂血症常见的早期症状之一。主要原因是长期的脑动脉硬化及血液黏稠度增高，导致脑缺血、缺氧。

（3）肥胖：肥胖的人不仅体内脂肪组织增加，而且血液中脂质也明显增加，尤其是三酰甘油、游离脂肪酸和胆固醇水平多高于正常。

（4）腹痛：反复发作的饱餐后短暂腹痛，可见于高脂血症导致的肠系膜动脉硬化性胃肠缺血；高脂饮食后急性发作的持续性中上腹痛多为急性胰腺炎。

（5）肢体乏力：在血脂升高的早期，患者便可有肢体乏力或伴活动后疼痛，可能与脂肪代谢紊乱及循环障碍有关。

（6）眼袋显著：由于老年人代谢功能减退，脂肪易堆积在眼睑，加之下眼睑肌肉张力减弱，皮肤松弛和缺乏弹性而下垂形成“眼袋”。“眼袋”显著的人大多患有家族性高脂血症，其中51%的人同时存在动脉硬化症。因此，凡有“眼袋”的人，最好去医院检查一下。

（7）肝脏损害：由于高血脂可引起脂肪肝，从而导致肝脏增大，会出现肝脏疾病和肝脏功能的变化，到一定程度也会出现食欲缺乏等。体检时可发现肝脏增大，还可出现氨基转移酶升高。

（8）肌腱损害：患有家族性高胆固醇血症的患者常在肘、膝、踝、手指关节的伸面皮肤发生脂质异位沉积。跟腱是脂质沉积的好发部位，有时自发性跟腱断裂是家族性高胆固醇血症的初发症状。

6. 老年人糖尿病有何特点

糖尿病是一组由遗传和环境因素相互作用，以胰岛素分泌缺陷和（或）胰岛素作用障碍为特征的常见的代谢性疾病。持续高血糖与代谢紊乱可导致全身组织器官，尤其是眼、肾、心血管及神经系统的损害等严重的并发症，严重地影响老年人生活质量，甚至危及生命。老年糖尿病相对于其他年龄段糖尿病有以下4个主要特点。

（1）症状多不典型：三多一少症状常不明显，由于缺乏这种典型症状，约2/3的老年糖尿病患者被忽略而漏诊。不少患者是在常规检查身体或患其他疾病到医院就诊检查时而被意外发现的。

（2）2型糖尿病多：老年糖尿病多属于2型糖尿病，而且病情有逐渐加重的趋势。

（3）易发生低血糖：老年糖尿病患者的神经系统习惯于高血糖状态，血糖略低即可导致神经系统症状；老年人慢性病较多，服药的种类也较多，一些药物如普萘洛尔（心得安）、阿司匹林、氯霉素、胍乙啶等均可能加强降糖作用；老年人肝肾功能较差，不能及时清除降糖药物；老年人感觉迟钝，不能及时反映低血糖症状等，因而老年人容易发生低血糖，可导致昏迷，甚至死亡。

（4）并发症多：有些老年人是因并发症就诊而发现糖尿病的。常见并发症有：① 急性并发症，包括酮症酸中毒、高渗性非酮性昏迷和乳酸性酸中毒。其中，高渗性非酮性昏迷常见于老年轻型糖尿病，死亡率较高，但因诱因明确可以预防。② 慢性并发症，包括糖尿病眼病、糖尿病肾病。③ 心脑血管并发症，包括心、脑及下肢的大血管病变，如糖尿病心肌病、糖尿病冠心病、糖尿病并发高血压、高血脂、脑出血、四肢坏疽等。有的老年糖尿病患者并发冠心病、心肌梗死常无典型的心绞痛症状，甚至表现为无痛性心肌梗死，应引起患者家属的特别注意。

7. 脂肪肝如何早发现

很大一部分脂肪肝患者是在常规体检时被发现的。其实只要患者稍加留意，就可以及早发现脂肪肝。

（1）发现“先兆”及时检查：当人到中年而身体迅速“发福”时，当频频穿梭于酒桌饭局间又日渐大腹便便时，当肝炎过后调养变胖时等，就应考虑可能患上脂肪肝。此时，去医院检查可能会发现血脂增高和B超显示肝内脂肪堆积。当然，脂肪肝的确切诊断还要做更多检查。

（2）发现“蛛丝马迹”及早就医：约半数以上脂肪肝患者无自觉症状，但是稍加留意也可以发现一些“蛛丝马迹”，如果能及早就医，就可以做到早发现、早治疗。这些蛛丝马迹包括：①右上腹（肝区）不适，沉重或受压感；②食欲减退、腹胀、恶心、嗳气；③全身无力、疲惫感、工作效率降低；④有时右上腹或腹上区有疼痛感，并在食后或运动时症状明显；⑤偶可见皮肤蜘蛛痣，男性乳房肿块，女性月经多、闭经等内分泌失调现象；⑥可有周围神经炎、舌炎、口角糜烂、皮肤瘀血斑或角化过度等现象；⑦不明原因的流鼻血；⑧严重者可出现腹水和下肢水肿。

（3）有相关病史要定期检查：有病毒性肝炎、糖尿病、高脂血症、肥胖症、营养不良、药物及毒物引起的肝损伤，以及有长期饮酒史的人，应定期到医院去查血糖、血脂、肝功能、B超，以便能及时发现早期脂肪肝。

8. 如何早期发现老年性肺炎

老年性肺炎的表现具有多样性和不典型性的特点，起病不容易被发现，发现时病情已非常严重。因此，早期发现和进行针对性的治疗是十分重要的。

（1）注意老人不适的各种表现：咳嗽是常见的症状，发现咳嗽时一定不要急于马上止咳，尤其不要使用可待因类药物，应注意是干咳还是有痰，查看痰的色泽、多少和气味，注意痰中是否带血，是否伴发其他症状如畏寒、发热、胸闷、胸痛等。

（2）采用腋测法测量体温：先将腋窝汗液擦干，把体温计放于腋窝深处，用上臂将体温计夹紧，10分钟后读数，正常值为36～37℃。此法简单、安全，不易发生交叉感染，亦可用于神志不清的患者。还可以摸脉搏，正常人脉率为 60 ～ 100 次 / 分，老年人为 55 次 / 分。数呼吸次数，正常人安静时呼吸平稳而有节律，呼吸次数为 16 ～ 18 次 / 分，呼吸次数超过 24 次 / 分称呼吸过速。如有呼吸过速，以及上述第一项自觉症状，则需送医院检查。

另外，发现老年人出现不能用心血管疾病解释的心动过速、呼吸急促、血压下降、心力衰竭、呼吸衰竭等症状，不能用消化系统疾病解释的食欲缺乏、恶心、呕吐和腹痛时，应想到老年性肺炎的可能，亦应及时送医院检查。

9. 老年人良性前列腺增生有何表现

良性前列腺增生简称前列腺增生，是老年男性最常见的疾病之一，患者有以下临床表现。

（1）尿频尿急：该病最突出的早期症状是尿频尿急，夜间更为明显。发生尿频的原因系由于膀胱颈部充血，残余尿中轻度感染，刺激膀胱口部所致。尿急多由膀胱炎症引起。

（2）排尿困难：开始表现为排尿等待及排尿无力，继而尿流变细、中断，甚至出现尿潴留。

（3）尿失禁：常为晚期症状，最易发生在患者入睡时，由于盆底肌肉松弛而出现尿失禁。增大的腺体一方面造成排尿困难，但另一方面干扰了膀胱口括约机制，也可发生尿失禁。

（4）血尿：主要在膀胱炎症及合并结石时出现。常为镜下血尿，腺体表面的血管扩张破裂时可引起肉眼血尿。出血量大时可发生尿道内血块堵塞，可导致急性尿潴留。

（5）急性尿潴留：60% 的前列腺增生病例可出现急性尿潴留。在受寒、剧烈运动、饮酒或食入刺激性强的食物后未能及时排尿，引起肥大的腺体及膀胱颈部充血、水肿而产生尿潴留。

10. 老年性骨质疏松症与骨折有什么关系

老年性原发性骨质疏松症是老年人的常见病与多发病，为区别于继发的由内分泌疾病、营养不良等引起的骨质疏松症，1993 年国际骨质疏松研讨会将原发性骨质疏松症定义为：该病是一种全身性骨量及骨组织结构改变，伴有骨脆性增加及易导致骨折的疾病。骨质疏松程度较轻时常无症状，往往在体检做 X 线检查时发现曾有骨折。患者常有腰背酸痛、佝偻驼背、身高缩短等症状。

老年人骨折可以特定地理解为老年人在骨质疏松的病理基础上，在轻微外力作用下所发生的脊柱和四肢的骨折。老年人骨折最常见的部位为脊柱、髋部、前臂、踝骨和足部等处。除了骨质疏松这一主要因素外，其他影响因素还有遗传、性别、年龄、职业、习惯、疾病、药物等。

11. 老年人如何识别帕金森病的早期症状

帕金森病有以下早期症状，可据此识别该病。

（1）静止性震颤：震颤往往是帕金森病最早期症状，通常从一侧上肢远端开始，以拇指、食指、中指为主，手指出现像在搓丸子或数钞票样的运动，然后逐渐扩展到同侧下肢和对侧肢体。在发病早期，患者并不在意以上变化，而且震颤往往在变换姿势时消失。以后发展为肢体静止时出现震颤，例如，在看电视或与别人谈话时肢体突然出现不自主的战抖，变换体位或姿势时减轻或停止，称为静止性震颤。震颤在患者情绪激动或精神紧张时加剧，睡眠中可完全消失。震颤具有节律性特点，频率为每秒 4 ～ 7 次。

（2）肌肉僵直：早期感觉某一侧肢体运动不灵活，有僵硬感，以后逐渐加重，行动缓慢。如帮助患者活动关节，会明显感觉患者肢体僵硬。

（3）不能完成精细的动作：如系鞋带、扣纽扣。患者写字困难，笔迹弯曲，字越写越小，即“小字症”。

12. 老年女性有哪些常见妇科疾病

老年女性应该多注意个人卫生，以免常见妇科病的突袭，下面就是一些老年女性常见的妇科病。

（1）子宫出血：又称为绝经期功能性子宫出血，是由于绝经期妇女卵巢功能开始衰退，生殖内分泌功能紊乱引起的子宫出血，它是围绝经期妇女特有的妇科疾病。临床表现为月经周期紊乱，经期长短不一，出血量时多时少，甚至是大出血。有时先有数周或数月的停经，然后发生子宫出血，出血量多，有时正常或少，可持续数周；有时尚规则，而经期延长、经量增多或减少；出血量多或时间长者可发生贫血，出现头昏、乏力、心慌、耳鸣等症状。

（2）阴道炎：处于任何阶段的女性都可能患阴道炎，也是女性最容易患的妇科疾病。雌激素是由女性卵巢分泌的，绝经以后的老年女性体内的雌激素水平较低，生殖器官萎缩，阴道的抵抗力下降，因此外界病原体极易侵入生殖器官，从而引起阴道炎症。

（3）子宫肌瘤：女性生殖性肿瘤好发于围绝经期的妇女，子宫肌瘤是生殖器官中最常见的一种良性肿瘤，以40～50岁妇女最多见。如肌瘤不大，则症状不明显。当肿瘤增大到一定程度时可发生癌变。子宫肌瘤主要表现为月经周期缩短、经期延长、经量增多、不规则阴道出血；腹部胀大，下腹扪及肿物，伴有下坠感；

白带增多、有异味；40% 的患者出现腹痛或痛经。

（4）尿道炎：女性膀胱尿道黏膜与阴道黏膜在胚胎分化期属于同一来源，雌激素缺乏时，膀胱尿道的黏膜也变薄，呈不同程度的萎缩性改变，造成萎缩性膀胱炎，因而抵抗力下降，易发生膀胱及尿道感染，出现尿频、尿痛、尿急等症状。

（5）乳腺癌：此病的防治已经成为当今医学研究的热点。乳腺癌病因复杂，其症状表现为乳腺肿块、乳腺疼痛、乳头溢液、乳头改变、皮肤改变、腋窝淋巴结肿大。乳腺癌的发病率在全球范围内每年呈 2% ～ 3% 上升趋势。

（二）疾病调护

1. 高血压治疗有哪四大原则

高血压是中老年人的常见病。该病可以导致多种并发症，如心脑血管疾病等，其治疗重点在于如何将血压控制在理想水平。高血压患者在治疗上除了应坚持合理膳食、适当运动、戒烟限酒、心理平衡外，还应遵循以下四项治疗原则。

（1）服药需终身：高血压可分为原发性和继发性两种类型。继发性高血压是在某种疾病（肾脏、脑血管及内分泌疾病等）的基础上引发的，一旦病因被去除，患者的血压即可恢复正常，不需要终身服药。而原发性高血压的病因至今尚不明了，目前还无法根治，患者需要终身服药。

在现实生活中，有些高血压患者经过一段时间的治疗，血压接近正常后就擅自停药，这是非常错误的做法。由于停药后患者的血压可重新升高，即使升得不是很高，对心、脑、肾等器官的损害也是不可忽视的。经数日多次测量血压高于150/95毫米汞柱的患者，或血压在140/90毫米汞柱上下，但有肥胖、血脂异常、患有糖尿病等情况的患者也要坚持终身服药。

（2）用药需择时：人的血压在一天24小时中不是恒定的，而是有一定规律的波动。人在睡眠时，血压可大幅度下降。如果白天忘记服降压药，到了晚上临睡前才服药，则有可能使血压在夜间降得太低，特别是老年人，容易因此而诱发缺血性脑卒中。在致命的脑血管意外的患者中，约有40%的人与低血压有关。所以，老年高血压患者不宜在睡前服药。白天的血压升高与睡觉醒来和醒后的活动有关。许多研究表明，上午8～11时和下午3～5时，人的血压最高，出血性脑卒中的好发时间是上午10时。一般的药物在进入人体30分钟后才开始起效，2～3小时后药效最高。因此，上午7时和下午2时是高血压患者服药的最佳时间。此外，患者还可将服药时间进一步简化，即起床后服药。如果中午不休息，则可在午饭后1小时左右服药。

（3）降压要达标：为使血压在一天24小时中处于稳定状态，高血压患者在用药时最好使用长效制剂，即每日服用1次，但每日要在同一时间服用（最好还是早晨起床后）。国外一些大规模的研究发现，高血压患者的收缩压每降低10～14毫米汞柱和舒张压每降低5～6毫米汞柱，可使脑卒中和冠心病的发生率分别降低约40%和16%。我国的几项临床研究表明，收缩压每降低9毫米汞柱和舒张压每降低4毫米汞柱，可使脑卒中和冠心病的发生率分别降低约36%和3%。因此，高血压患者将血压控制在理想的水平具有重要的临床意义。最新的一项研究结果表明，高血压患者的血压应控制在 140/90 毫米汞柱以下，更明确地说，目标血压是 138/83 毫米汞柱。若血压未达到这一目标，患者就应采取必要的措施，包括加大药量、联合用药、更换药物等。

（4）血压要稳定：血压不稳定可导致器官受损，因此，高血压患者必须保证血压稳定，最好选用能降低血压波动性的降压药，但至今这方面的研究尚很欠缺。目前，患者能做到的就是避免人为地造成血压不稳定，即应定期监测血压，尽量使用长效降压药，逐渐淘汰短效降压药，并根据自己血压的高低来调整药物的剂量。由于长效制剂的价格比较昂贵，不利于普及，一些价格便宜而药效较好的中效降压药（每日服 1 ～ 2 次），如尼群地平、安替洛尔等受到了多数患者的青睐，这也是较好的选择。

2. 高血压患者降压极易陷进哪些误区

很多高血压患者在降压过程中极易陷进误区，特别是在服用降压药时，由于错误的服药观念，从而给自身健康带来了伤害。

误区 1：血压高于正常值，但无任何症状（无任何不适），所以不用吃药。没有症状，并不代表血压不高；症状很多，血压也不一定很高。也就是说，血压的高低与症状并不成正比。因此，虽然没有头晕、失眠、手指麻木等高血压的症状，但发现血压高（收缩压≥ 140 毫米汞柱或舒张压≥ 90 毫米汞柱），就一定要去正规医院进行检查，并遵医嘱吃药。

误区 2：服用降压药时，一味地追求降压效果，不了解血压波动的危险性。降压的原则是有效、平稳，尤其是平稳更为重要，因为血压的波动往往是引起脑卒中的诱因。如果一味地追求降压效果，而忽视血压的平稳，就有可能导致心、脑、肾的供血不足，从而产生严重的不良后果。

误区3：忽视降压药的不良反应。事实上，降压药都或多或少地存在着一些不良反应，如甲基多巴可出现嗜睡、眩晕、腹胀等不良反应；帕吉林（优降宁）的不良反应更多，可出现恶心、呕吐、失眠、多梦、定向障碍等，恶性高血压及肾衰竭晚期、甲亢、精神病患者应忌用；卡托普利可出现咳嗽、皮疹等不良反应，孕期及哺乳期妇女不宜服用。因此，患者要在医生的指导下服药。

误区4：血压降至正常就立即停药。除了少数早期轻型高血压患者可通过消除高血压的危险因素，如减少食盐摄入量、戒烟限酒、消除焦虑和精神紧张来控制血压外，大多数高血压患者需要终身服药，即使血压降至正常也不能停药，否则或早或晚血压都会恢复到治疗前的水平，并引起“停药综合征”或诱发严重的心、脑、肾、血管疾病。

误区5：降压药吃得越多，血压降得越快；血压降得越快，病好得越早。服降压药的目的是降血压。如果一种降压药一天只服一次就能平稳降压，原则上就不再加用第二种。患者如自作主张地增加药物剂量和种类，不仅不能达到良好的降压效果，反而会危及生命安全。此外，血压也不是降得越快越好，血压下降得太多，患者反而会出现头晕、心悸等不适症状，甚至出现不良的并发症。

误区6：降压药越贵，降压效果越好。药品的价格和效果不一定成正比，因为决定药品价格的因素很多，决非“降压效果”一项。一些价廉的大众降压药同样有不错的疗效，关键看服用是否得当。

误区7：吃了降压药就完事大吉。患高血压主要是因为不科学的生活方式造成的。吸烟酗酒、过量摄入食盐、不运动、心理失衡……这些都是导致高血压的重要原因。高血压患者应该比健康人更重视生活方式，如戒烟限酒、生活有规律等。

3. 如何关护老年脑血管病患者

脑血管疾病是指脑血管发生病变，造成脑血液循环异常而引起脑功能障碍的临床综合征。该病多发于老年人，具有起病急骤的特点，故称为老年急性脑血管病，又称为脑卒中，俗称“中风”。根据其病理特点将脑卒中分为脑出血和脑梗死两大类型。据统计，脑卒中对老年人危害极大，死亡率高，75% 的幸存者丧失劳动力，其中 40% 重度致残。

关护老年脑血管病患者，首先要尽可能早地发现老年人是否发生脑梗死或脑出血。

（1）脑梗死：患者发病前可能有以下信号。

①意识和精神状态改变。如嗜睡、孤僻寡言、表情淡漠、意识减退等脑缺血表现。

②运动障碍。如嘴歪、说话困难、吐词不清、失语或词不达意、走路不稳、持物脱落等。

③感觉障碍。表现为舌、面、唇及四肢麻木，听力减退，视物有旋转感等。

④头痛、头晕。头痛表现与以往不同，程度重、持续时间长。

（2）脑出血：多见于有高血压病史和 50 岁以上的人，一旦发生可有以下信号。

①意识障碍。轻者躁动不安，意识模糊不清；重者很快进入昏迷状态，眼球固定于正中，面色潮红或苍白，鼾声大作，大汗淋漓。

②头痛、呕吐。头痛以病灶侧为重，呕吐多见，喷射状，呕

吐物常呈咖啡色。

③呼吸和血压变化。随病情由轻渐重，呼吸由快转深而慢，恶化时变快而不规则，叹息样呼吸，血压高低不稳而逐渐下降，循环中枢功能衰竭。

④其他。体温升高，出现继发性脑膜刺激征。

如果对患者仔细观察，及早发现以上症状并及时送医院检查，及时处理，有可能避免或延迟脑卒中发作。

关护老年脑血管病患者，预防是极其重要的，应让老年人做到以下几点：①加强体育锻炼。②饮食清淡。③不要过劳。④戒烟限酒。⑤保持好心情。⑥控制血压。⑦控制糖尿病患者的血糖，降低血黏度。⑧预防便秘，多吃些富含纤维素的食品，如青菜、芹菜、韭菜及水果等。⑨慎行动。老年人多有脑动脉血管硬化，血管壁较脆弱，跌倒时易发生颅内血管破裂，因此行动应谨慎小心。⑩饮足水。要维持体内有充足水分，可使血液稀释，保持血容量。平时要养成多饮水的习惯，特别是晚上睡觉前、早晨起床后别忘了饮1～2杯温开水。

4. 家庭关怀对老年帕金森病患者有何意义

在正常人脑的中脑部位有一条狭长的黑色素沉着区，即黑质神经元聚集部位。而在帕金森病患者，这些黑质神经元大量变性或死亡，因而在帕金森病患者的中脑相应部位就没有这条狭长的黑色素沉着区，没有黑质神经元，就不能合成一种叫“多巴胺”的神经递质，因而产生帕金森病症状。至于产生帕金森病症状的原因，目前仍不清楚。

目前，多数研究倾向于认为帕金森病的病因是遗传易感性与环境因素及老化综合作用的结果。遗传是先天的，老化是必然的，而与环境因素的接触是可控的。帕金森病形成的病理机制仍是医学界的一项难题，除了遗传因素外，环境污染、精神压力等都可能是帕金森病的发病因素。

因此，专家建议人们应多参加户外运动，尤其是骑自行车、游泳、打羽毛球等注重手脚协调配合的运动，从而远离帕金森病。易感者应注意尽可能避免接触环境中的危险因素，如杀虫剂、农药、重金属锰等，亲属中有帕金森病患者的人要避免从事电焊等工种。

对于帕金森病患者来说，周围人的嘲笑和不接纳，不仅给他们带来精神上的痛苦，也可能会使帕金森病的并发症——抑郁症提早到来，而这才是摧毁一个帕金森病患者的最致命的杀手。因此，对抗帕金森病，不仅要依靠医学的发展，也需要全社会的关注，给患者更多的关爱和帮助，使他们重启对生活的希望，而家庭关怀对老年帕金森病患者则具有非常重要的意义。

5. 如何护理老年性痴呆患者

老年性痴呆又名“阿尔茨海默病”，是一种中枢神经系统变性疾病，起病隐袭，病程呈慢性进行性。主要表现为渐进性记忆障碍、认知功能障碍、人格改变及语言障碍等神经精神症状，严重影响社交、职业与生活功能，影响老年人的预期寿命。

对于老年性痴呆患者的治疗没有“立竿见影”的特效药，家庭和社会给予患者积极的心理治疗和护理，可以延缓本病的发展进程。

（1）要注意尊重患者：老年性痴呆患者早期除了记忆力减退、反应迟钝、行动缓慢等一般精神表现以外，个性改变是最常见的，如患者变得孤僻、猜疑、自私、有幻觉和妄想、冷淡、情绪不稳、活动减少、出现睡眠障碍等。家人要理解这是疾病所致，对患者给予尊重、宽容和关爱，并且通过发现早期精神异常现象，及时进行医治，避免病情的进一步发展。

（2）尽量满足其合理要求：对于患者的合理要求要给予满足，如有些不能满足则应耐心解释，切忌使用伤害感情或损害患者自尊心的语言和行为，使之受到心理伤害，产生低落情绪，甚至发生攻击性行为。更不能因为患者固执、摔打东西而对其进行人格侮辱，或采用关、锁的方法来惩罚。

（3）对待患者态度诚恳：老年性痴呆患者常常存在理解困难，但对别人说话的语气非常敏感。要耐心听取患者的诉说，对于患者的唠叨不要横加阻挡或指责。对于患者的提问，应给予简单、明了、认真的回答。不要和患者发生争执，否则会使患者紧张。有时患者可能不愿做一些事情，如刷牙、洗脸等，不要强迫患者。护理者应当温柔地要求患者，试着说："该刷牙洗脸了，这是您的牙刷和毛巾。"

（4）鼓励患者战胜疾病：有针对性地掌握患者的心理状态，然后有计划、有目的地与患者个别交谈，解决其思想上的问题。在交谈中注意掌握一定的谈话技巧，消除患者的思想顾虑，促进疾病的稳定与缓解，鼓励其树立战胜疾病的信心。老年性痴呆早期患者常常为自己的头脑糊涂、记忆力减退等而苦恼，甚至悲伤抑郁。患者可能经常反复地问同一个问题，应弄清楚患者为什么总是问这个问题，并进行心理疏导。

（5）激发患者了解外部世界：老年性痴呆患者对近期事情的遗忘较为明显，视野狭窄，语言和行为越来越脱离现实。要鼓励患者积极参加社会活动，乐观开朗；引导患者勤动脑筋，学习新知识。让患者保持一定的人际交往和对外界事物的兴趣，使思维跟上时代潮流。诱导患者回忆往事，鼓励患者思考问题，尤其是回忆一些趣事和让患者觉得有成就感的事。大脑不断接受新刺激，就能延缓萎缩，保持灵活性。

（6）重视患者的异常反应：对于有意识障碍且处于兴奋状态者，要认真观察其有无发热、尿潴留等异常，及时予以解除。对于患者的某些异常反应，要给予一定的重视，不要都看成是胡言乱语而不予理睬。平时注意防止跌倒而引起脑外伤；若冬天室内生炉取暖，要注意防止煤气中毒。

（7）加强对重点患者的监护：对于有冲动、伤人、自伤、逃跑等病态行为的患者，要提高警惕，注意防范，专人照管，进行精神安慰，不要责备，以免增加其对立情绪。家中剪刀、绳子、火柴、灭鼠药等要收藏好，以免发生意外。对有严重特殊行为或病情不稳的患者，尽量避免其外出活动。

6. 老年人如何正确佩戴义齿

老年人牙齿缺失后，很多人都会选择佩戴义齿（镶牙）。佩戴义齿最好到正规医院，不要去不正规的私人诊所，因为若义齿佩戴不合适，形成慢性刺激会引起口腔溃疡，甚至会导致口腔癌。

佩戴义齿以后并不是就完事大吉了，如果义齿不清洁和卡环位置不当，都可使菌斑堆积，影响口腔健康。在义齿设计、修复、使用时，既要利于菌斑的去除，还要掌握正确的使用方法，才能使其美观实用。

义齿一般是用塑料材料制成，由卡环（钩）、托或杆几个部分组成。患者在使用义齿初期，应耐心适应，逐渐克服异物感。全口义齿初戴时，首先要建立使用义齿的信心，尽量将义齿戴在口中练习使用。

初戴义齿时会有异物感，甚至有不会咽唾沫、恶心欲呕、发音不清楚等现象，这些在戴用前都要有思想准备；此外，要纠正因长期缺牙造成的下颌前伸或偏侧咀嚼习惯。初戴的前几天，应先练习戴义齿做正中咬合和发音。待习惯后，再用义齿咀嚼食物，开始先吃小块软食，咀嚼动作要慢，用两侧后牙咀嚼食物，锻炼一段时间后，再逐渐吃一般食物。

此外，饭后应摘下义齿，用冷水冲洗或用牙刷刷洗后再戴上，以免食物残渣存积在义齿的组织面，刺激口腔黏膜，影响组织健康。睡觉时应将义齿摘下，浸泡于冷水中，使无牙颌承托区组织能得到适当的休息，有利于组织健康。义齿每天至少应用牙膏彻底刷洗清洁一次，最好能做到每次饭后都刷洗。刷洗时应特别小心，以免掉在地上摔坏。

（三）合理用药

1. 老年患者的用药原则是什么

（1）五种以下药物原则：老年人同时用药不能超过 5 种。据统计，同时使用 5 种以下药物的不良反应发生率为 4%，6 ～ 10 种为 10%，11 ～ 15 种为 25%，16 ～ 20 种为 54%。要明确治疗目标，抓住主要矛盾，选择主要药物治疗。如果病情危重需要使用多种药物，在病情稳定后仍应遵守 5 种以下药物原则。

（2）受益原则：首先要有明确的用药适应证，还要保证用药的受益 / 风险比大于 1。即便有适应证，但用药的受益 / 风险比小于 1 时，就不应给予药物治疗。

（3）择时原则：择时原则是根据时间生物学和时间药理学的原理，选择最合适的用药时间进行治疗。许多疾病的发作、加重与缓解具有昼夜节律变化，如变异型心绞痛、脑血栓、哮喘常在夜间出现，急性心肌梗死和脑出血的发病高峰在上午；药代动力学有昼夜节律变化，如白天肠道功能相对亢进，因此白天用药比夜间吸收快、血药浓度高；药效学也有昼夜节律变化，如胰岛素的降糖作用上午大于下午。

（4）暂停用药原则：当怀疑发生药物不良反应时，要停药一段时间。在老年人用药期间应密切观察，一旦发生新的症状，包括躯体、认知或情感方面的症状，都应考虑药物不良反应或病情进展。对于服药的老年人出现新症状，停药受益明显多于加药受益。

（5）用药减量原则：由于药物在老年人体内过程的改变，使老年患者对药物的敏感性增加，耐受力降低，安全范围缩小，所以除使用抗生素外，用药剂量一般要减少，特别是解热镇痛药、镇静催眠药、麻醉药等。60 ～ 80 岁的老年人用药剂量为成年人的 3/4 ～ 4/5，80 岁以上的老年人应为成年人的 1/2，部分特殊药物如强心苷类药物，仅为成年人的 1/4 ～ 1/2。

（6）饮食调节原则：多数老年人体内蛋白质比例降低，加之疾病、消瘦、贫血等原因均影响着药物的疗效，应当重视食物的营养选择与搭配。例如，控制饮酒以避免降低 B 族维生素的摄入，老年糖尿病患者注意调节饮食以保证降血糖药物的疗效。

（7）人文关怀原则：关怀老年人，特别是关爱患有慢性疾病的老年人，对有效地发挥药物疗效至关重要。例如，老年人容易漏服药，可以准备21个小瓶，并标注清楚一周七天早、中、晚的时间，将一周需用的药物预先分放好，便于老年人服用，也可建立服用药物的日程表或备忘卡。还应向老年人广泛宣传必要的用药小常识，如服药最好用白开水、肠溶片和缓释片不可掰碎了服用等。

2. 老年人如何理性选择保健品

随着生活水平不断提高，“花钱买健康”似乎成了中老年人深信不疑的观念。调查显示，70%以上的保健食品存在虚假宣传、夸大功效的现象，虽然各大媒体关于老年人高价购买保健品上当受骗的报道屡见不鲜，但仍然阻止不了老年人购买保健品的热情。老年人喜欢参加诸如免费试用的活动，常常上当受骗。而针对一些老年人痴迷于保健品的现象，有关专家建议老年人要及时戒除心理依赖作用。据调查，一些老年人对健康、对疾病、对保健知识的了解比较少，不能正确看待保健品。

对疾病的防治，早期发现、早期治疗是很重要的一个环节，患了病应该到正规医院诊治，而不应盲目地花钱购买保健品。再者，老年人服用保健品应当适量，乱吃保健品，摄入了超出生理需要的营养素，很可能出现物极必反的后果。科学、理性选择保健品应注意以下几点。

（1）针对自己的身体状况，应在医生的指导下有选择地服用保健品，并到正规的商店购买保健品。

（2）要能够分辨保健品和药品的区别，不要相信保健品宣传的所谓治疗效果，以免用保健品代替药品，导致错过最佳治疗时期，加重病情。

（3）要正确识别保健品标志和批准文号，在遇到无法辨别的情况下，可以登录国家食品药品监督管理局网站查询产品的真实情况。

（4）保留好购物凭证和商家的产品宣传资料，在自身权益受到损害时作为维权证据。

（5）在自身权益受损时，应及时与经销商进行交涉，或者向工商及药监等部门进行申诉。

3. 老年人如何科学补钙

世界卫生组织认为，正常成人每日摄钙量应为500毫克，老年人每日补钙量为1000毫克。那么，老年人如何科学补钙呢?

（1）多晒太阳能促进钙吸收，老年人一定要养成多晒太阳的好习惯。

（2）补充钙质，最好的方法就是从饮食中摄取，药补不如食补。民间有许多行之有效的好方法，如自制“高钙醋”，把煮鸡蛋剥下来的蛋壳泡在醋里，蛋壳会慢慢溶解，炒菜时就可使用这种高钙醋。乳制品含钙量较高，可以尝试把乳制品加到菜肴里。例如，炖牛肉时，加鲜牛奶可以增加香味；蒸鸡蛋羹时，用牛奶取代白开水，增加滑嫩的口感。夏天常吃沙拉，不妨试着用原味酸奶代替沙拉酱。豆类及种子食物也能提供丰富的钙质，如黄豆、莲子、芝麻、枣和葡萄干。不妨用海苔、杏仁、开心果取代巧克力和薯片当作零食，在享受美味零食的同时补充钙质。鱼虾富含钙质，首选小鱼小虾，如小鱼干、罐头沙丁鱼及虾皮，连骨头带皮一起吃，补钙效果好。此外，紫菜、海带等藻类，也是很好的补钙食物，可以经常食用。

（3）补钙时不要忘记补充维生素D。研究表明，维生素D能促进肠道钙吸收，而肠道钙吸收下降是骨质增生症重要的发病原因之一。但长期或大量服用维生素D有一定的不良反应，因此补充维生素D最好在医生指导下进行。当然，从食物中补充维生素D是比较安全的。维生素D的最佳来源是富含脂肪的鱼类，如鳗鱼和三文鱼；其次是蛋黄与牛奶；还有香菇，煮香菇前，可先将香菇放在太阳光下晒1～2小时，就可以产生很多的维生素D，再搭配在不同菜肴中，可以帮助钙的吸收。

4. 老年人皮肤瘙痒用什么药物治疗

皮肤瘙痒症的治疗，西医以镇静止痒为主。若是皮肤出现干痒，切记不可去抓挠，以免越抓越痒，更会导致范围扩大。可能大家会有这种经历，当从寒冷的室外一下子进入温暖的室内，或者是晚上临睡前脱掉厚厚的外衣躺入被窝的时候，在一冷一热的刺激之下皮肤会突然觉得一阵阵发痒，会忍不住搔抓一下，却往往是愈搔愈痒，愈痒愈搔，造成一种恶性循环。搔抓很可能会损伤皮肤，加强皮肤的反应性，如果挠得太用力，可能会引起皮炎或是留下色素沉着和皮肤苔藓样硬化，这样治疗起来就会更加困难。所以说，很多情况下如果瘙痒不是很严重就尽量忍一忍，不要随便抓挠，可以在干痒部位使用一些润肤保湿品。如果痒得比较厉害，也可以局部涂抹一些含有薄荷等清凉成分的止痒药膏或药水（如炉甘石洗剂、赛庚定霜、去炎松尿素软膏等）来缓解症状，使皮肤逐渐恢复正常；或是用浸了凉水的毛巾局部冷敷的方法，也可以减轻皮肤发痒的症状。

在口服药方面，皮肤干燥者可以每日服用 3 次鱼肝油丸，每次 1 粒。口服多种维生素（如施尔康、善存片）及钙片等，对瘙痒治疗也有一定的辅助疗效。

出现普通的瘙痒症状时，可以在白天服用无镇静作用的阿司咪唑（息斯敏）、西替利嗪等，晚上临睡前 30 分钟服用有镇静作用的抗组胺药物如氯苯那敏（扑尔敏）、赛庚啶等。全身瘙痒难忍者，可服用异丙嗪（非那根）或赛庚啶等抗过敏药物缓解症状。

5. 如何关护老年性阴道炎患者

老年性阴道炎是绝经期妇女的常见病，约 30% 的老年女性患有此病。其病因是卵巢功能衰退，雌激素水平下降，致使阴道黏膜萎缩、变薄、细胞内糖原减少，而不能产生足够的乳酸以维持阴道的酸碱度，细菌易侵入、繁殖而引起炎症。主要表现为阴道分泌物增多，呈黄脓色，偶有点滴血性，外阴灼热感及不适，常伴有外阴瘙痒，若累及尿道口黏膜可表现有尿频尿痛。检查可见阴道呈老年改变，黏膜变薄、充血，有散在小出血点，或有表浅溃疡，晚期阴道可有上皮剥脱导致阴道前后壁粘连。

老年女性要注意保持外阴清洁，每日用温水清洗外阴，宜选用宽大的、全棉的内裤，并每日更换；外阴不适时，尤其是有阴道出血时，不可自行用药，应及时去医院就诊。

预防老年性阴道炎，应指导患者经常参加锻炼，增强机体免疫力，保持外阴清洁，用 1∶5000 高锰酸钾溶液清洗阴道，局部或全身用药抑制细菌生长。

6. 如何关护老年子宫脱垂患者

女性进入老年期后，由于雌激素分泌减少的影响，生殖器官发生一系列退行性变化，盆底组织肌肉松弛，韧带和筋膜组织变薄，失去弹性，对子宫的承托作用减弱，子宫颈外口下降于坐骨棘水平以下。若盆底组织在分娩时曾受损或先天性发育差，因生理性组织松弛易在老年期发生子宫脱垂。如果在年轻时多产、难产、产后从事体力劳动过早，则在老年期极易发生子宫从阴道内向下脱垂或膨出，甚至子宫脱出阴道外，在腹压增加时，阴道口有块状物脱出。常伴有下腹及腰骶部酸痛，阴道分泌物增多，排尿困难、尿潴留、尿路感染。此外，老年女性常因慢性支气管炎、肺气肿等引起咳嗽，或有习惯性便秘等，使腹压持续性增高，也可导致子宫脱垂。

子宫脱垂的治疗应根据患者的年龄、健康状况和病程分别采用盆底肌肉锻炼或手术治疗。Ⅱ、Ⅲ度脱垂者应系“丁”字带固定，防止子宫脱出部位受到摩擦，避免感染；每日 1 次用温水坐浴，每次 20 分钟，有破损时坐浴后局部涂己烯雌酚软膏；避免增加腹压的因素，如咳嗽、便秘、站立或行走过久、提取重物。

预防子宫脱垂，老年期女性要注意营养，适当进行身体锻炼，坚持做肛提肌运动锻炼，以防组织过度松弛或过早衰退。应特别注意劳逸结合，避免过度疲劳。同时，要注意保持心情舒畅，减少精神负担，排除紧张、焦虑、恐惧的心情。

7. 如何关护老年妇科肿瘤患者

妇科恶性肿瘤多见于老年期。年龄越高，健康状况越差，这是自然规律，但其变化是逐渐的，人的生殖系统也是如此，持续地、经常性地进行自我保健护理是延缓衰老、保持身体健康的关键。

（1）乳腺癌：乳腺癌是威胁我国女性健康的首要恶性肿瘤，近10年发病率以每年4%的幅度迅速上升，而且我国患者发病年龄比发达国家早10～15年，平均为45～55岁。专家特别提醒，40岁以上的女性应每年做一次乳腺X线检查，以尽早发现病情。发现病情后应及早接受治疗。

（2）宫颈癌：在女性的各种恶性肿瘤中，宫颈癌的发病率仅次于乳腺癌，位居第二。宫颈癌的高发与发病低龄化，与初次性生活年龄过早、早育、性紊乱等因素有关。由于宫颈癌病变初期没有任何症状，如果出现阴道不规则出血、同房接触性出血、阴道排液等症状，应及时到医院就诊。对已婚妇女或是性生活史3年以上的女性来说，每年进行一次液基薄层细胞（TCT）检查十分必要。对于高危人群如特殊职业者，或既往有过人乳头瘤病毒（HPV）感染的患者，最好每半年检查1次。

（3）卵巢癌：卵巢癌是女性生殖器官常见的肿瘤之一，发病率仅次于宫颈癌。但是卵巢癌的致死率却占各类妇科肿瘤的首位，因其早期症状不明显，难以被发觉而被称为“沉默杀手”。有卵巢癌或者乳腺癌家族史，月经初潮早、绝经晚，未生育，高脂肪饮食，促排卵药物的治疗等，都是导致其发病的高危因素。腹部包块是卵巢癌常见的症状，然而早期包块不大，患者不易察觉。有相当一部分患者是由于并发腹水引起的症状才就诊的。育龄女性应该每年定期进行一次身体检查；有卵巢癌高危因素的人，应每半年进行一次妇科检查及B超检查，以便排除可能存在的病变。

定期检查身体是发现早期肿瘤的最简便、最有效的方法，注意早期癌表现，如阴道出血、白带增多等，发现异常及时就诊。早发现、早治疗是治疗癌症的关键。另外，保持良好的卫生习惯，多做户外活动，加强体育锻炼，增强体质，保持精神愉快、乐观，对癌症的预防也具有很好的效果。

（四）疾病预防

1. 为什么说老年人慢性病的预防重于治疗

绝大多数的老年人慢性病是可以通过改变生活方式来控制的，特别是早期预防，而不需要通过药物和其他治疗手段来控制。

2002年，WHO发表了世界卫生报告，强调使用相对少的费用可以得到显著的健康改善，如加强一些最穷国家人口的预防干预，可使他们增加10年寿命，甚至在一些发达国家如美国、西欧和亚太国家也可以增加5年左右的健康寿命。我国著名的健康教育专家洪昭光教授认为，如果健康是100%，那么其中60%是可以通过改变不健康的生活方式去获得的。在2007年第八届中国南方国际心血管病学术会议上，我国心血管病专家林曙光院长指出，做好心血管病的预防，最好的方法就是坚持治疗性的生活方式改变，就是少吸烟、多运动、合理饮食并保持良好心态。所以健康的生活方式对提高生存质量、增强体质、延长寿命具有非常重要的意义，同时可获得良好的经济效益。尤其对非传染性慢性病的预防，主要不是靠药物，而是靠改变不良的生活方式。

2. 如何预防老年人骨质疏松症

由于目前尚无绝对有效的、安全的方法使骨质疏松后的骨骼完全恢复正常，因此预防该病是延缓骨质疏松发生的最好方法。其措施如下。

（1）从青少年时起争取获得最高骨质密度，即青少年时期要进行有规律的锻炼，有规则的负重运动更佳。成人进行各类型的运动也有助于骨量的维持，建议每日 30 分钟，每周不少于 3 ～ 5 次体育锻炼。

（2）合理补充钙质，尽可能地从食物中补充钙质，多食如菠菜、韭菜、蘑菇、动物肝脑、鱼类、骨汤、牛奶等富含钙的食物。同时补充维生素 D，多晒太阳促进钙质吸收。适当使用药物降钙素或双膦酸盐以抑制破骨细胞活性，抑制骨吸收。对绝经后的妇女可采用激素替代法，补充雌激素，防止骨量丢失。

（3）预防摔倒，采取适当的运动形式或生活方式，对易发生摔倒的可能性加以有效的预防，避免使用影响酸碱平衡的药物，都是有效的预防骨质疏松症的措施。

3. 老年人如何预防脂肪肝

随着人们生活水平的不断提高，脂肪肝的发病率逐渐增高。当肝内脂肪含量超过肝脏重量的 5% 时，即为脂肪肝；超过 40% ～ 50% 时则为严重脂肪肝。若脂肪在肝内不断堆积，势必影响肝功能及加重肝脏负担，给健康带来损害，所以对脂肪肝不可等闲视之。脂肪性肝病是一种遗传 - 环境 - 代谢应激相关的疾病，与代谢相关的脂肪性肝病可从单纯性脂肪肝发展到脂肪性肝炎，甚至肝硬化。

脂肪肝可由多种因素引起，如慢性酒精中毒、营养缺乏或过剩、糖尿病、肥胖、药物或化学物质中毒、慢性感染或缺氧、内分泌紊乱等。其中长期酗酒是造成脂肪肝的最主要原因。长期摄入过多的动物脂肪、植物油、蛋白质和糖类，过剩的营养物质在体内不能被充分利用，便转化为脂肪储存起来，导致肥胖、高血脂和脂肪肝。脂肪肝的防治应采取以下措施。

（1）禁酒：对酒精性脂肪肝，戒酒及改善营养状况是基本治疗方法，可使大部分脂肪肝在 1 ～ 6 周内消退，也有需 4 个月或更长时间者。

（2）减肥：对肥胖引发的脂肪肝，重点是减肥。通过进食低热能饮食或节食使肥胖者体重减轻后，脂肪肝的程度可改善并使肝功能恢复正常。

（3）饮食：宜多吃蔬菜、水果、粗粮，并保证有足量的蛋白质摄入，限制糖类、脂肪，使糖类、脂肪、蛋白质代谢保持均衡。

（4）积极治疗原发疾病：如高脂血症、糖尿病、肥胖症、肝炎等，以防脂肪肝发生。

（5）食疗方：① 芹菜大枣汤。芹菜连根 20 克，大枣 3 枚，煎水代茶。② 紫菜蛋汤。紫菜 20 克，鸡蛋 1 个，按常法煮汤。

4. 老年人如何预防脑卒中发作

有关资料表明，全球因心脑血管病而死亡的人数每年约有 1200 万人，为各种疾病死亡率之首，而脑卒中（中风）则是心脑血管疾病患者死亡的主要原因。如何预防脑卒中发作是人们一直关注的问题。医学专家提出以下 3 种简便而有效的实用方法。

（1）多饮一杯水：老年人机体分解代谢胜过合成代谢，只有保证体内有足够水分，体内产生的废物才能及时地通过肾脏排泄出去。老年人早晨起床后及晚上临睡前都应喝一杯温开水，以补充睡眠中的非显性出汗和尿液分泌所丧失的水分，稀释血液，降低血液中水溶物质浓度，降低血黏稠度，扩张小血管，降低血压，从而预防脑血栓形成、心肌梗死和尿路结石等疾病。再者，人到老年，口渴中枢神经功能减弱，对喝水的欲望感觉迟钝，甚至毫无口渴感。老年人如果仅凭口渴不渴来决定是否饮水，会导致实质上的“水缺乏症”。所以，老年人即使不渴，也应多饮一点水。

（2）起床“慢半拍”：①夜间起床3个半分钟。夜间醒来，睁开眼睛后，继续半卧半分钟，再在床上坐半分钟，然后双腿下垂坐在床沿半分钟，再下地活动。为什么要对心脑血管病患者特别强调“3个半分钟”呢？这是因为脑卒中常发生在夜间，并且多发生在患者夜间起床上厕所时，主要是由于体位的突然变化，造成心脑血管供血不足。特别是老年人神经调节慢，更容易发生危险。②早晨醒后3分钟。早上醒来，切莫突然坐起，先养神3分钟后，再下床。这是因为此时人的思维处于朦胧状态，血液黏稠，脑部缺氧缺血，容易跌倒。在脑卒中和猝死的病例中，有25%左右的人正是由于快速从卧位变为坐位，突然下床而造成悲剧。

（3）做到3个半小时：是指早上走半小时，晚饭后散步半小时，中午午睡半小时。专家指出，心脑血管病患者如能持之以恒地坚持做到这“3个半小时”，不但能预防脑卒中，而且也是延年益寿的养生诀窍。健康人如果能做到“3个半小时”，也有助于预防心脑血管疾病。

5. 为什么老年人体检莫忘查癌

许多癌症的形成有20年以上漫长的演变过程，一个人如果在其青壮年阶段受到致癌环境的影响，往往在步入中老年以后就有可能形成肿瘤。

人体每天约有百万分之一的正常细胞发生突变。在青壮年阶段，这些突变细胞绝大部分能被人体自身免疫监护系统所消灭。然而，随着年龄的增长，生理功能开始呈现进行性减退，胸腺逐渐萎缩，细胞免疫力下降，加之中老年人的生活和工作负荷较重，对肿瘤的发生具有防御作用的“免疫监护”功能也随之下降，这就为细胞突变进而癌变创造了条件，致使中老年人在同样的致癌因素影响下比青年人更易患癌。因此，中老年人应特别关注防癌检查。

大多数癌症患者都是在出现明显的症状和体征时才去医院就诊的，而这时病情往往进入中、晚期阶段。对中老年人定期进行防癌普查，目的是及时发现癌前病变和早期癌，如慢性炎症、溃疡、息肉、白斑、增生等，以便及时进行治疗。如宫颈癌的细胞学筛查若能认真施行，则可使大部分患者根治于早期；钼靶摄影等可发现早期乳腺癌；纤维胃镜检查可发现早期胃癌；甲胎蛋白检查可发现早期肝癌；X线检查和痰液细胞学检查可早期发现肺癌；纤维结肠镜检查和粪便隐血试验可及时发现结肠癌；食管拉网脱落细胞学检查等可初筛食管癌；定期检查前列腺特异性抗原（PSA）和直肠指检可早期发现前列腺癌等，这些都可收到很好的效果。此外，成年女性若每月自查乳房，则可大大提高乳腺癌早期发现的比例。

九、长寿经验

（一）长寿因素

1. 何谓老年人、高龄老人、长寿老人、百岁老人

一般而言，发展中国家 60 岁以上为老年人，发达国家则以 65 岁以上为老年人。世界卫生组织（WHO）提出，45 岁以下的人群为青年人，45 岁以上的人群为中年人，60 岁以上的人群为年轻的老年人，75 岁以上的人群为老年人，90 岁以上的人群为长寿老人。

另外，80 岁以上的人群为高龄老人，100 岁及以上的人群为百岁老人。

简单地说，老年人是一个大的范畴，高龄老人、长寿老人、百岁老人都是老年人的一个子集。

2. 影响人类健康长寿的主要因素有哪些

世界卫生组织研究报告显示，人类 1/3 的疾病通过预防保健可以避免，1/3 的疾病通过早期发现可以得到有效控制，1/3 的疾病通过信息的有效沟通能够提高治疗效果。影响人类健康长寿的因素主要有 5 个：遗传占 15%，自然环境占 10%，社会状况占 7%，医疗条件占 8%，生活方式占 60%。由此可见，人们的生活方式与其健康有着极为密切的关系。

生活方式是指个体或群体日常生活的习惯行为，包括饮食习惯、作息习惯、运动习惯、嗜好等所有的生活习惯。研究表明，健康的生活方式可以使人获得健康，可以使高血压发病率减少 55%，脑卒中减少 75%，糖尿病减少 50%，恶性肿瘤减少 35%，使人均寿命延长 10 年，且大幅度提高生活质量。生活方式的选择、生活习惯的改变完全是由自己决定的，也就是说，预防疾病、推迟衰老的主动性掌握在自己手里，健康需要自我管理保护，包括以下几点：① 合理安排生活起居，保证良好睡眠，劳逸结合，注意休息；② 注意精神活动正常化，保持心情愉快平静；③ 根据自己的实际情况选择适当的体育锻炼；④ 饮食方面以食物多样，谷类为主，均衡营养；⑤ 戒烟限酒；⑥ 预防疾病，定期健康体检。

实践证明，许多疾病是可以预防的，至少可以推迟发病年龄，只要人们能在思想上加以重视，采取积极的综合性预防措施，就会收到良好的效果。

3. 性别与健康长寿有什么关系

根据世界 163 个国家的资料，其中 152 个国家中女性平均寿命比男性长，仅在 6 个国家中男性比女性长寿。在整个世界范围内，女性的平均寿命（59.3 岁）比男性的（55.7 岁）长 3.6 岁。在发达国家，这个差异更为明显：在俄罗斯是 10 岁，在芬兰是 9.1 岁，在法国是 8.0 岁，在美国是 7.8 岁，在英国、奥地利、加拿大是 7 岁等。

性别对人类健康长寿影响的原因很多，其中最主要的是两性遗传方面的不同。但也有人根据“合子”理论曾提出男性寿命应高于女性的说法，后被大多数学者否认。其次是由于男性从事危险作业的概率较高。男女在生活方式和行为因素方面的不同对健康长寿也有一定影响。性别对健康长寿的影响，主要表现在对死亡率的影响、对健康状况的影响、对危险因素的影响等几个方面。

以上理论是用嗜酒过度、吸烟、危险的职业、冒险的行为和其他社会原因来解释为什么男性的死亡率更高。然而，大多数动物的死亡率也是类似情况。例如，在包括线虫、软体动物、昆虫、鸟类、爬行动物、鱼类、哺乳动物在内的 70 种差异最大的动物类别中，有 62 种雄性动物的平均寿命都比雌性短，只是在个别情况下雄性动物寿命较长。人类作为大自然的一员，自然也遵从着大自然的众多规律。女性比男性更加长寿就是一个现有科学暂时无法全面解释，但现象就是如此的规律。

尽管女性的平均寿命要比男性长，但是全世界范围内的长寿调查中却也不乏男“寿星”。例如，吉尼斯世界纪录中世界上最长寿的男性亚历山大·伊米克就活了 111 岁。所以，男性也不必缺乏信心，性别作为先天因素仅占到长寿影响因素的 15%，只要按照科学指导进行生活，就会越来越接近健康长寿的目标。

4. 社会因素与健康长寿有什么关系

人类都生活在社会环境之中，一方面社会环境是人们最大的信息来源；另一方面人们又不得不根据从社会获得的信息来调整自身的心理状态与生理功能，调节自身的行为，使之适应社会的要求。由此可见，社会因素与人类的生活及健康长寿有着密切的关系。

一般来说，随着社会的发展，物质生活条件的改善，医疗保健技术的进步，人类的健康水平不断有所提高，人类的平均寿命渐趋于延长。研究表明，工业和经济越是发达的国家，人们的生活水平越高，健康状况改善，平均寿命延长，长寿水平也越高。这可从发展中国家与发达国家的人口平均寿命、老年人口比例、长寿水平等几个方面反映出来。世界卫生组织于2013年称，最近30年来，发达国家50岁及以上女性的预期寿命在延长，但发达国家与发展中国家女性预期寿命差距却在逐渐扩大。在德国和日本，50岁女性的预期寿命分别为84岁和88岁，较30年前增加了3.5岁；而墨西哥和俄罗斯同年龄段女性的预期寿命增长相对缓慢，分别增加了2.4岁和1.2岁，预期寿命分别为80岁和78岁。

目前，世界上的国家根据“长寿水平”可以分为以下3类：①长寿水平较高的国家，包括那些经济发达而又基本没有参加第一次和第二次世界大战的国家，如加拿大、澳大利亚等国，每100名60岁以上老年人中，80岁以上高龄者达10位以上。②长寿水平一般的国家，包括那些在第一次和第二次世界大战中遭受了巨大的人力牺牲与经济损失，而战争重担又严重地损害了居民健康的国家，如中国、波兰等，其长寿水平在10%以下。③长寿水平很低的国家，大多数仍然处于殖民地或半殖民地国家，或者不久前才独立的亚非国家，如安哥拉、缅甸、新几内亚等，长寿水平一般在6%以下。

5.环境与健康长寿有什么关系

随着社会的进步和科学技术的发展，人们越来越认识到自然环境对于人类生存的重要性。长期以来，由于环境受到人为的破坏，大量的森林被砍伐，土地沙漠化严重，工业废气和废水的排放造成环境污染，空气中充满着大量的有害物质，直接危害着人类的健康和寿命。

自然环境的破坏对人体的危害最明显的因素有两个方面，即空气污染和水体污染。空气和水是维系一切生命活动的两个基本要素。正常成人每天必须吸入15立方米左右的空气。被污染的空气中一氧化碳和二氧化硫浓度很高。一氧化碳经呼吸道进入人体血液中与血红蛋白结合，阻止血红蛋白与氧气结合，使输送到机体各部分的氧减少，造成心肌缺氧。二氧化硫超标能使人出现倦怠、乏力、咽喉炎和上呼吸道感染等。长期处在被二氧化硫污染的环境中是产生肺心病、肺癌及皮肤过敏等疾病的重要因素。除了空气之外，水体污染对人类的危害也不可忽视。一些肠道传染病如伤寒、副伤寒、霍乱及病毒性肝炎等的流行，都与饮用水被污染有关，这些疾病都对人类的健康和寿命造成危害。因此，保护环境，避免人为的破坏，减少对空气和水源的污染，是保证人类健康长寿的重要措施。

近年来，部分厌倦了喧闹的城市生活的人，想改变一下居住环境，有不少人在风景秀丽的山区农村买地建造别墅，其目的就是为了远离城市的环境污染。据全国第五次人口普查的资料显示，在百岁以上的长寿老人中，住在农村的占93%，且住在山区的占绝大多数，而住在城市的只占7%。这充分说明，自然环境的好与坏，与人的健康长寿有着密不可分的关系。

6. 职业与健康长寿有什么关系

据调查显示，在世界上任何国家和地区，工作过量均是导致精神紧张的最大原因，大约有20%的职业人士会因精神紧张而需经常请假休息，其中香港比例最高，占28%；美国次之，占27%；

西班牙最低，只有5%。不论是高级董事、行政总裁，还是中层经理和秘书等，都普遍感受到工作的压力，这已成为白领人士的共识。为此，有1/3的人表示，如果可以再选择，将不会从事目前的工作。

心理学家通过长期和大量的研究后，以工作紧张程度最高为10级，列举出了一些主要职业工作紧张程度的排行榜：矿工8.3级，警卫人员7.7级，飞机驾驶员、领港员、记者7.5级，警察、口腔科医生7.3级，演员7.2级，出租车司机、医生6.8级，电影导演6.6级，助产士6.5级，歌唱家、乐师6.4级，消防队员6.3级，教师6.2级，售货员、售票员5.7级，外交官、农民4.8级，会计师、工程师、理发师、律师4.3级，画家、秘书4.2级，邮递员、建筑师4.0级，电脑程序编制员、银行工作人员3.7级，博物馆工作人员2.8级，图书馆工作人员2.0级。

最近，一些科学家综合俄罗斯、日本、美国、加拿大等国对职业与寿命之间关系的研究，发布了十大长寿职业排行榜，摘录于此，供大家参考。第一名：养蜂者（平均寿命96岁）；第二名：指挥家（平均寿命93岁）；第三名：书画家（平均寿命91岁）；第四名：学者（平均寿命90岁）；第五名：和尚（平均寿命88岁）；第六名：演艺人员（平均寿命86岁）；第七名：医务人员（平均寿命85岁）；第八名：田径运动员（平均寿命84岁）；第九名：园丁（平均寿命82岁）；第十名：现代农民（平均寿命80岁）。

7. 心理性格与健康长寿有什么关系

性格是人个性心理特征的重要方面，老年人已形成了稳定的心理性格类型，心理性格与健康长寿有非常密切的关系。

（1）慈祥型：慈祥型者对待同辈人友好，对待下一辈人慈爱。

对事物反应适度，能正确恰当地处理事情，性格开朗，心胸宽阔，情绪稳定，心情愉快，善于控制与调节自己的情绪，常常有良好的心境。

（2）朝气型：朝气型者精力充沛，对人热情，办事认真，热爱生活，且性情爽朗，情绪乐观，与人相处融洽，乐于助人。一般说来，他们的心理适应能力和心理健康水平较高，抗挫折能力较强。此型老年人一般没有或少有衰老的自我暗示。

（3）拘谨型：拘谨型者对人对事谨小慎微，性情不够开朗，在较强的外界刺激下，易产生心理的不安全感，从而不利于身心健康。拘谨型的长处是对人对事比较慎重，短处是不思进取。这种心理状态降低老年人的生理功能与心理功能，从而可能加速生理衰老与心理衰老。

（4）麻木型：麻木型者对人对事反应迟钝，心理环境单调，生活乏味，很少与人来往，因而寂寞孤独，从而降低了他们的生理功能与心理功能，降低机体对疾病的抵抗力，容易生病，影响健康与长寿。

（5）消沉型：消沉型者性情孤独，意志消沉，对人对事比较冷淡，往往以“看破红尘”的眼光对待周围事物，有悲观之感，造成心理健康水平低，容易患许多身心疾病。

（6）跋扈型：跋扈型者待人接物态度粗鲁，性情暴躁，专横跋扈，独断独行，唯我独尊。人际关系往往紧张，常常生气，容易生病，控制自己的情绪能力很差，常常“点火就着”，对身心健康产生危害。跋扈型老年人容易患高血压、冠心病。

8. 生活习惯与健康长寿有什么关系

预计到2015年，不良生活方式因素所引发的疾病在发达国家将达到疾病总数的75%，而在发展中国家也将达到60%以上。影响人类健康长寿的危险行为因素如下。

（1）饮食不当：天然食物或食品添加剂中均存在致癌物，如亚硝胺等；食物保存不当可能受致癌物污染，如黄曲霉毒素等；食物加工或烹调过程中可产生致癌物，如焦谷氨酸、苯并芘等；食物在胃肠道细菌作用下可形成亚硝胺等致癌物。

膳食中“三高一低”（高脂肪、高蛋白、高热能和低维生素），与大肠癌、乳腺癌、胰腺癌有关。有的老年人不注重饮食多样化，造成营养失衡，引发高血压、高血脂、高血糖等富贵病的发生，损害健康。

（2）运动不足：专家把运动量不足称为“流行病”，与吸烟和肥胖相当，是致命危险因素。老年人运动量不足现象如果能减少10%，依保守估算，每年可以挽救50万人的生命。一项研究显示，只需坚持每天15分钟中等强度锻炼即可延长3年寿命。

（3）吸烟：吸烟与1/3的癌症有关，吸烟与肺癌的关系更有大量的流行病学资料证明。

（4）酗酒：酗酒与口腔癌、咽癌、喉癌和直肠癌有一定联系，并与饮酒量及酒的乙醇含量有关。长期饮酒可导致肝硬化，甚至肝癌。

9. 如何进行健康自我管理

（1）基本健康行为：指日常生活中一系列有益于健康的基本

行为，如合理营养、平衡膳食、适当的身体活动、积极的休息与适量睡眠等。

（2）戒除不良嗜好：不良嗜好指的是对健康有危害的个人嗜好，如吸烟、酗酒与滥用药物等。戒烟，戒毒，戒除酗酒、滥用药物、网络成瘾等属于戒除不良嗜好行为。

（3）预警行为：指对可能发生的危害健康的事件预先采取预防措施从而预防事故发生，以及能在事故发生后正确处置的行为，如驾车使用安全带，溺水、车祸、火灾等意外事故发生后的自救和他救行为。

（4）避免环境危害行为：这里的环境危害是广义的，包括人们生活和工作的自然环境与心理社会环境中对健康有害的各种因素。避开不利于健康的环境有积极或消极两类方式。例如，离开被二手烟污染的环境、在存在污染的环境中工作时穿戴防护用具等，属于消极避免环境危害的行为；而采取措施减轻环境污染、积极应对那些引起人们心理应激的紧张生活事件等，则属于积极避免环境危害行为。

（5）合理利用卫生服务：指有效、合理地利用现有卫生保健服务，以实现三级预防，维护自身健康的行为，包括定期体检、预防接种、患病后及时就诊、遵从医嘱、配合治疗、积极康复等。

（二）长寿地区

1. 关注长寿地区对健康长寿有何意义

长寿地区是联合国颁布的一项标准，联合国规定，长寿地区的标准是每百万人口中要有75位以上的百岁老人。

关注长寿地区的意义显而易见，向长寿地区的长寿老人学习长寿经验，对促进我们的身心健康和延年益寿有着重要指导价值。总结长寿地区的30多位长寿老人的经验所获得的启示主要有以下几个方面。

（1）心理平衡：长寿老人在精神、心态上的共同特点是乐观开朗，豁达大度，心态平和，淡泊名利，知足常乐；心地善良，家庭、邻里和睦，婚姻稳定，朋友众多；多有广泛的兴趣爱好，爱说爱笑爱聊天；善于宣泄和消除自己的不良情绪，善于遗忘（忘龄、忘忧、忘仇、忘烦、忘悲、忘怒、忘悔、忘利、忘病），有一颗平常心，生活无忧无虑。

（2）环境宜人：长寿老人较多的地方，通常环境优美，山清水秀，空气清新，水质良好，气候宜人，宁静幽雅，自然条件得天独厚。

（3）坚持劳动：长寿老人的另一个共同特点是一生勤劳，或喜欢运动，至老不变。正如英国的一句谚语所说，“没有一个长寿者是懒汉”。

（4）饮食合理：长寿老人的饮食特点主要是低脂肪、低热能、低动物蛋白、低盐和多膳食纤维，饮食多样，烹调有度，荤素兼有，以素为主，饮食适量，三餐定时，重视早餐，节制晚餐，不吃烫食。

（5）生活规律：长寿老人一般都能做到“法于阴阳，和于术数，食饮有节，起居有常，不妄作劳”，顺应四时气候变化，“虚邪贼风避之有时”，并“精神内守”，且“志闲而少欲，心安而不惧，形劳而不倦”，因此“年皆度百岁而动作不衰”而获高寿。

2. 长寿地区的形成有哪六大因素

长寿地区的分布存在着明显的地区不均衡性，其成因可归结为六大因素，即天、地、物、水、生、文。

（1）天——舒适宜人的气候条件：气温凉爽、空气清新等气候条件是长寿地区得以形成的第一要素。现有的长寿地区大多属于亚热带季风气候区，全年平均气温在 15 ～ 20℃，海拔高度在 1500 米以下。

（2）地——特殊的地理环境：地质构造复杂、土壤质量好、森林覆盖面广、绿化程度高等自然地理环境是长寿地区得以形成的第二要素。

（3）物——合理的物质生活条件：长期发达的社会经济是人口老龄化和健康长寿的前提。世界上经济发达的国家如美国和日本，1998 年的百岁老人分别有 4.4 万人和 1.0 万人，平均每百万人口中有 162 位和 80 位百岁老人，而我国 2000 年每百万人口中仅有 14.4 位百岁老人。

（4）水——优质的饮水资源：丰富的水源、优良的水质、合格的水质成分和高能态的水分子结构等饮水资源是长寿地区得以形成的第四要素。长寿地区的水含有人体所需要的无机盐和微量元素，其分子团簇较小，即能态较高，极易被人体细胞吸收。

（5）生——健康的生活方式：合理的膳食结构、良好的饮食习惯、活跃的体力活动等生活方式是长寿地区得以形成的第五要素。调查发现，除去其他条件（如遗传、环境、劳动等），膳食中谷物蔬菜的偏重程度决定着长寿的程度。长寿地区的人们充分摄取谷物、蔬菜、山菜等植物性食物。

（6）文——深厚的文化积淀：诚笃的宗教信仰、传统的养生知识和淳朴的民风民俗等文化积淀是长寿地区得以形成的第六要素。号称“东方第一老人”的彭祖，寿高八百，相当于今天的130多岁。彭祖创造的“仙女功法”，即行气导引术、医学调摄术、膳食滋补术和养生房中术，对道家、道教及中华养生文化产生了深远的影响。

3. 全世界有哪五大长寿地区

全世界一共有五大长寿地区，分别是中国（广西）巴马、中国（新疆）和田、外高加索、巴基斯坦罕萨、厄瓜多尔比尔卡班巴。

（1）巴马瑶族自治县：位于我国广西盆地和云贵高原的斜坡地带。有3位老寿星达到了110岁以上，而且是五大长寿地区中唯一长寿老人不断增加的地方（5次普查每次都有增加）。巴马属亚热带气候，空气清新怡人，水质是富含无机盐的山泉水，土壤含硒等微量元素。

（2）新疆和田地区于田县拉依苏村：和田除了以盛产和田玉而闻名天下外，人口长寿更是其名扬世界的原因。和田人生活规律，早睡早起；饮食简单，爱喝茶，吃玉米和馕，少有晚上进食的习惯。

（3）外高加索：指格鲁吉亚和阿塞拜疆地区。乐观开朗的生活态度是该地区人们长寿的主要原因。八九十岁的老年人经常和年轻人在一起又跳又唱。格鲁吉亚曾举办一次90岁以上老年人的“选美大赛”，参赛者年龄最大者已达106岁。

（4）巴基斯坦罕萨：距我国新疆30千米。罕萨人喜欢吃粗制面粉、奶制品、青菜、水果、薯类等天然食品，还喜欢饮用一种用葡萄、桑葚和杏酿制的酒。该地区自然条件独特，罕萨山谷附近有许多冰川、河流，空气清新，水中含有丰富的无机盐，常年饮用有利于健康。

（5）厄瓜多尔比尔卡班巴：是西半球最长寿的地区。那里的人们从幼到老都喜欢参加劳动，经常走路。在饮食上，人们喜欢吃豆类、玉米、甘薯、大米、香蕉、杧果等天然食品；吃高热能、高蛋白、高脂肪食物较少，动物性食品只吃鸡和鱼，每周一般只吃 1 次；喜欢饮用泉水，泉水中富含无机盐，铁、镁等成分的含量十分理想。

（三）区域经验

1. 意大利梅利斯家族有哪些长寿经验

意大利撒丁岛的梅利斯家族被吉尼斯世界纪录认定为世界上最长寿的家族。梅利斯的 8 个同胞弟妹，有 4 个年龄超过 90 岁，3 个 80 岁以上，最小的也有 78 岁，每一位身体都很健朗，还能下田劳作。撒丁岛共有 370 个百岁老人，吉尼斯世界纪录主编克来格·格伦迪说："我们认为奥利亚斯特拉地区是世界上人均百岁老人最多的地方。"

93 岁的阿道夫很少吃肉，有空就去种菜。阿道夫说："我们每天吃很多意大利蔬菜浓汤，这是真正的好食品，我们很少吃肉。而且我总在工作，我一有空就去葡萄园或者自己的菜地，那里种着豆子、茄子、辣椒和土豆。"在这里生活唯一的坏处，是处在一个大型武器试验场的边缘，试验场曾因草场污染导致当地癌症率上升而接受调查。但阿道夫对这个说法不以为然："我的哥哥曾在那个试验场工作25年，他现在93岁，身体很好，所以我们村子并没有受到影响。”

镇长卡塔认为长寿与基因和本地食物有关。

他说："肯定与基因有关，但另外还有我们的生活质量、平静放松的处事方式，以及健康又简朴的本地食物。”他称饮食与长寿有很大关系，撒丁岛以简单但又优质的烹饪方式闻名。

许多研究者认为，所谓长寿秘诀是综合性因素，包括基因构成、饮食和环境，以及集体中的归属感。意大利萨萨里大学的研究者卢卡·迭安纳统计了整个岛上的个人数据后这样说："现在可以确定的是，这里长寿的秘诀绝不仅一个原因。喝红酒、吃奶酪、空气好、体力劳动，都是这里老人长寿的秘方。”“一杯红酒、一片绵羊奶酪或山羊软奶酪是这些百岁老人的标准用餐，这些都是非常优质的本地食品”，迭安纳还说，“另一个关键因素是归属感，年长的撒丁岛人都和他们的家人住在一起，被尊为他们集体的活历史记录者”。

2. 萨利·比尔调查总结出哪些长寿秘诀

英国人萨利·比尔长期在世界各地调查最长寿的人群，研究这些人群保持青春、健康生活的原因，发现并归纳总结出健康长寿的秘诀。

秘诀之一：只吃你所需要的食物。欧美长寿地区的人们饮食很有营养，但热能很低。简言之，有一个规律：吃得少，活得更年轻。每天摄入食物不要超过2200卡路里的热能。

秘诀之二：吃各种水果和蔬菜。每天应该吃5种以上蔬菜和水果，那些长寿地区的人群，平均每天吃10种蔬菜和水果。

秘诀之三：尽量多吃生鲜膳食。长寿人群几乎都喜欢生食。鲜活食物含有丰富的酶，可以帮助人体驱除有毒物质，保持健康状态。

秘诀之四：少吃肉，多吃植物蛋白。肉食含有大量有害的饱和脂肪，少吃为好。用植物蛋白来替代肉类蛋白，如豆类食物，尤其是大豆、坚果等。

秘诀之五：食用有益脂肪。长寿地区的人从坚果、种子和鱼类中摄取必要的脂肪，或者从橄榄油中摄取单不饱和脂肪。

秘诀之六：食用全谷类食品。精加工的小麦的胚芽和壳被统统去掉，因此小麦中的全部纤维和87%的营养物质也被去掉了；而没有经过精细加工的面粉——全麦面，则包含着多种维生素和植物纤维。

秘诀之七：排毒。很多长寿者都赞同采取一些办法定期排毒，如禁食和出汗等，试着把体内的一些毒素排出去。除此之外，每天喝2000毫升左右的水也很重要，水能稀释血液，帮助把毒素排出去。

秘诀之八：选择有益大脑的食物。人脑最需要二十二碳六烯酸，即DHA——所谓“脑黄金”。坚果类食品有益大脑，除此之外，鱼类中鲑鱼、鲭鱼、金枪鱼、沙丁鱼的鱼油是DHA的良好来源。

秘诀之九：吃有机食品。有机食品与其他食品的区别在于，在其生产加工过程中绝对禁止使用农药、化肥、激素等人工合成物质，并且不允许使用基因工程技术。转基因食品是科学家从有机体中取出基因植入另一种有机体中，目前仍有诸多未知因素，因此也不宜食用。

3. 冲绳群岛老人有哪些长寿经验

冲绳群岛上居住着地球上最长寿的人。这里每10万人中就有34个百岁老人，105岁以上老人出奇的多。据医生对这里的400多名百岁以上老人的研究，发现他们的健康水平惊人之高。研究表明，冲绳岛人长寿的“秘密”并不特殊，主要与饮食习惯、有规律的锻炼和积极的精神状态等生活方式有关。

冲绳长寿老人普遍吃传统的饮食，即甘薯、绿叶植物和天然谷物，再补充一些鱼、猪肉和豆制品。他们以蔬菜为主，富含营养物质和粗纤维；吃饭“只八分饱”，以不感到饥饿为准。这种饮食结构和习惯，使他们患心脏病的可能性比美国人低80%，患癌症的可能性比西方国家的人低40%以上。他们每周吃2～3次从清洁海域捕捞的新鲜鱼类。鱼中含有的脂肪酸是构成大脑和神经系统的重要物质，而且还能抗癌、防治心脏病。

冲绳长寿老人每天吃6～7份谷物食品，主要是全谷食物，组成了他们饮食中1/3的内容，其中有白米、小麦、荞麦等。荞麦含有抗癌物质，还含有可以扩张毛细血管的芦丁（芸香苷），对降低高血压非常有效；荞麦的纤维素含量很高，可以使多余的胆固醇排出体外，帮助肝脏处理多余的酒精，还可以控制血糖水平，减缓老化。冲绳人也喜欢猪肉，但膳食中仅有24%的热能来自脂肪，这符合西方的节食标准——要求有低于30%的热能来自脂肪。另外，冲绳人非常有节制地使用盐。冲绳人还饮一种发酵酿造的米酒，这种酒含多酚物质，可以阻止血管硬化，增强大脑的某些功能，延缓老化。

冲绳长寿老人大多数是农夫或渔夫，他们每天劳作不歇，还坚持有规律的有氧运动，包括武术和传统舞蹈，以及园艺和散步。即使是到了 90 岁甚至 100 岁，冲绳长寿老人也不退休，他们做园艺、交际、在农田里干活或者制作手工艺品。

4. 巴基斯坦罕萨老人有哪些长寿经验

巴基斯坦罕萨是亚洲的长寿地区，也是世界五大长寿地区之一。罕萨风景宁静优美，1933 年，英国作家詹姆斯·希尔顿来到巴基斯坦的罕萨山谷，在领略了当地的风土人情后，写出了闻名世界的《失落的地平线》，在书里，他把罕萨称为“香格里拉”。

4.5 万罕萨人世代过着“日出而作，日落而息”的农耕生活。在罕萨，当地人几乎从不患病，六七十岁根本不叫老人，八九十岁仍可在地里劳作，健康地活过一百岁在这里并不算什么稀罕事。

罕萨人长寿的秘诀之一是饮食：他们喜欢吃粗制面粉、奶制品、水果、青菜、薯类、芝麻等，他们还喜欢适量饮用一种由葡萄、桑葚和杏制成的酒“罕萨之水”。二是得天独厚的自然条件：罕萨山谷附近有许多冰川、河流。这些水体中含有丰富的无机盐，常年饮用有利于人体健康；罕萨人在种庄稼时也用这种水进行灌溉，从来不施农药，种出来的瓜果蔬菜特别有营养。三是生活习惯：罕萨人多以务农为生，古朴的生活习惯使他们远离了现代社会的恶性竞争，又为自己的长寿增加了一块砝码。

还有一个重要的长寿因素是罕萨人每日离不开吃杏。罕萨盛产水果，而在诸多水果中，杏是罕萨人的最爱。当地人说，罕萨如果没有了杏树，就不能称其为罕萨，所以有人把它称为“杏树为王的土地”。罕萨人每天或者生吃杏，或者用杏做菜做汤，还把杏晒成一年四季随时可以吃的杏干，并把杏做成杏肉酱、杏汁等。

罕萨人还将杏核内的杏仁磨成油，用来烹饪。据说这正是罕萨人长寿的真正秘密所在。妇女们也喜欢把杏油抹在头发和皮肤上，用来保持头发光亮和皮肤柔嫩。

罕萨人用雪山融水灌溉果树，雪水蕴藏着丰富的无机盐，各种水果长势格外好。盛产水果的罕萨也号称“水果天堂”，许多旅社都以水果命名，如樱桃旅馆、葡萄旅店等。

5. 广西巴马老人有哪些长寿经验

自25年前《人民日报》报道了广西巴马后，巴马的百岁老人依然在逐年增加，被评选为世界长寿地区。国内外专家经过多年研究发现，巴马人有3个显著特点：一是迄今为止没有发现一例癌症患者，二是没有一例心脑血管疾病患者，三是百岁老人大多耳聪目明，思维敏捷，精神状态好。巴马人的长寿秘诀如下。

（1）膳食平衡：巴马人主要以低脂肪、低盐、低热能和高维生素、高纤维食品为主，喜食以火麻仁加新鲜蔬菜熬制的火麻汤，并伴以少量的动物油。这些食品含有多种对人体有益的微量元素，有防止血清胆固醇升高、高血压、冠心病、动脉硬化等作用。寿星们最爱吃的菜叫“合渣菜”，即将黄豆磨成粉或浆状，配以各种蔬菜一锅煮，这种汤营养丰富，可口润肠，易消化。巴马百岁老人日食2～3餐，从不暴饮暴食。

（2）适当节欲：巴马人习惯晚婚晚育，禁止婚前性行为和同姓通婚。巴马人对性保持着健康的心理，在他们眼里，性不丑恶，不神秘，更不是洪水猛兽。巴马人新婚之夜，夫妇不入洞房，半月之后，新郎才能请新娘回来住上一两天，此后，每逢过年过节或大事才能“鹊桥相会”。这样的“小别胜新婚”，性生活量少质高，富有激情，同时也避免了结婚即孕之疲劳，以及新婚嗜烟、酒等不利于优生的因素。女方婚后不落夫家，只能定期与男方聚在一起的生活规矩，自然也就造成了晚育。巴马人很会“避欲”，妻子只有在怀孕后期，才能到夫家落脚长住，但与丈夫分床而眠。巴马人有节制的夫妻生活和情爱方式，在世界长寿地区中可谓独树一帜。

（3）每天唱歌：每天唱山歌是巴马人长寿的精神食粮。唱山歌是一种独特的社交活动，能使老年人心胸开阔，远离忧郁和烦恼。作为一种非物质文化因素，唱山歌与遗传、环境、饮食等物质因素完美地融合在一起，构成了巴马人长寿的主因。

6. 新疆于田老人有哪些长寿经验

新疆和田地区于田县的拉依苏村是我国著名的长寿之乡。目前，拉依苏村约有 2400 人，仅 90 岁以上的长寿老人就有 16 人。

拉依苏村居民食物以谷菜为主，约占 77.3%，主要是以菜做汤饭，不喜欢吃过多甜食；另外，和田当地的维吾尔族四季均食用葡萄，葡萄有一定的抑制癌症和抗氧化的作用。除冬季外，和田当地居民多有赤脚习惯，医学表明，脚底有许多穴位，经常按摩对人的健康极有好处。在和田地区还盛行饮用当地自制的药茶——和田茶，此茶由当地产的高良姜、丁香、小豆蔻、栀子、芹菜子等药材混合物粉碎制成。

和田古称“于阗”，位于新疆维吾尔自治区的最南端，曾是古丝绸之路的重镇。和田的古代文明十分辉煌，有尼雅遗址、阿克斯皮力古城、库克玛日木石窟等世界知名的古遗址。拉依苏在维吾尔语中是“泥巴水”之意。在这片土地上，好像什么神奇的事情都可能发生。众所周知，蘑菇总是在雨后钻出来。但在拉依苏，每年 4 月底 5 月初和 10 月，黄沙漫天，滴雨不落，在沙窝子的小树林里，每天却有无数鲜嫩的白蘑菇冒出来。这些野蘑菇主要有两个品种，一种状如打开的伞，另一种形同毛笔。村民介绍，这两种蘑菇肉质肥厚细嫩，和野生鱼炖在一起，味道非常鲜美。

此外，和田的饮食——苞谷馕和药茶也独树一帜。“苞谷馕”就是用玉米粉做的馕。和田人喝的茶都是用铜壶烧，茶里加上一种附近沙漠中的红柳根部寄生的大云（植物名叫管花肉苁蓉，被认为是沙漠中的“人参”），还有一些调料，就成了滋补的“药茶”。

和田的环境亦是延寿佳境。和田绿洲内的小环境比较优越，拉依苏又处处是树的海洋。生活在这里的人们饮用的是昆仑山上积雪融化的雪水，水质很好。这里也是歌舞之乡，老年人面对人生的各种坎坷，都能处之泰然。

7. 哪些长寿经验更适合国人借鉴

由于人种不同，并非所有长寿地区的长寿经验都适合我国的老年人。最适合我国老年人的长寿经验自然来自我国自己调查、总结的经验。半个世纪以来，我国的生物学家和医学家曾对我国著名的长寿地区进行多次调查和研究，对百岁老人的长寿经验进行了总结和探索。

（1）长寿与基因关系的研究：对巴马长寿老人的基因进行研究，发现他们的长寿有利基因高于长寿不利基因，这表明遗传因素在人类的长寿中起着一定的作用。

（2）自然环境与长寿：许多研究表明，长寿地区的形成主要是环境因素的作用。

① 自然生态环境。我国的长寿地区主要是新疆的南疆和广西

巴马，这两个地区的自然环境有着许多共同的特征，两地都是山区并有多条河流。两地的百岁老人生活在海拔500～1500米的山区，年平均气温在17～20℃，年降雨量为1250～1500毫米，年平均日照时间为1400～1800小时。

② 地球化学因素。多项研究表明，对人类寿命的影响是多因素共同作用的结果。在地球的化学成分中，锰、硒、锌、锶、氟、钙、镁等被认为是有利于长寿的因素。

（3）社会心理因素与长寿

① 良好的心理状态。许多研究表明，良好的心理状态是百岁老人的重要长寿经验之一。

② 发展经济是长寿的基础。1949年我国人口平均寿命为35岁，到2001年已增长到71岁左右，这主要是经济发展和生活水平提高的结果。

③ 社会对老年人的关爱。众所周知，老年人是社会上的脆弱群体，他们需要社会（包括家庭）的照顾和关爱。只有妥善解决他们的饮食营养、生活照料、医疗保健等方面的问题，老年人才能安享晚年，才能活到应有的百岁寿限。

（4）科学文明的生活方式：包括生活有规律，事业有追求；坚持体力劳动；良好的饮食习惯。

（四）寿星经验

1. 谁是世界上最长寿的人

2008年，134岁的南非村妇莫洛科·泰莫被吉尼斯世界纪录确认为世界上最长寿的人。她出示的南非官方证明显示，她生于1874年7月4日，和前英国首相丘吉尔同年出生。而在她之前，于1997年去世、享年122岁的法国老太珍妮·卡尔蒙，以及于2007年过世的萨尔瓦多人瑞费南德兹老太太（被该国官方认证为128岁），均未获得吉尼斯世界纪录。

莫洛科平时酷爱演唱民谣，并且中气十足。被确认为世界上最长寿的人时，包括她在内的18名南非老人齐聚在南非前领导人纳尔逊·曼德拉位于约翰内斯堡市郊的办公室，参加“南非老人论坛”。

当时，莫洛科在其90岁的女儿伊芙琳的陪伴下，即兴为刚满90岁的曼德拉演唱了一首由她本人创作的生日歌，当场赢得满堂喝彩。收到这份特殊的“生日礼物”之后，曼德拉非常开心，亲切地拉着莫洛科一起合影，并且祝她老人家健康长寿。

据悉，莫洛科早已是子孙绕膝，她的子孙中包括90岁的女儿、29名孙辈、59名曾孙辈及玄孙辈，一家人经常五代齐聚一堂。134岁的莫洛科在几年前视力已经完全退化，双眼几乎看不见。不过她身体还算硬朗，平时喜欢席地而坐，而不愿意被“囚困”在轮椅上。她经常将她一个多世纪的人生智慧传授给年轻人，她建议年轻人一定要信仰上帝，并且要孝敬父母，只有这样才能既长寿又健康。

说起养生秘诀，莫洛科的答案竟是饮食荤素不拘、百无禁忌。其实她的养生秘诀无他，关键在于饮食，不过可不是医生所嘱咐的那一套。她说：“我吃菠菜，我吃肉，我吃糖果，我也喝可乐。”

莫洛科·泰莫已于2009年6月3日逝世。

2.“中国十大寿星”是哪些人

中国老年学学会于2009年举办了“中国十大寿星排行榜活动”，从全国各地推荐的175名候选人中，按年龄排序产生了“中国十大寿星”，其中新疆喀什的萨迪克·萨伍提以122岁高龄排在首位。

十大寿星平均年龄117.6岁，分布在新疆、海南、河南、湖南和云南5个省区，其中维吾尔族6名、汉族2名、土家族1名、傈僳族1名。

第一名：萨迪克·萨伍提。已有122岁高龄的维吾尔族老人萨迪克·萨伍提用平凡的话道出了长寿真理：平淡无欲，俭朴勤劳，才能使人健康长寿。

第二名：努日·喀日。百岁老伴被他逗乐了一辈子。努日·喀日老人现在已是五世同堂，共有37个孙子，21个重孙子。

第三名：郭方姬。独自守望百年老宅。自18岁出嫁以来，郭方姬阿婆已在海南省文昌市翁田镇周良村自家的百年老宅里住了整整100年。

第四名：艾萨·吾苏尔。年轻时跳舞很厉害。“诙谐幽默说笑不停，零食一刻也不停嘴……”这便是已有118岁高龄的维吾尔族老人艾萨·吾苏尔的生动写照。

第五名：王张氏。“还要活到二百单三岁！”这是发自117岁高龄的老寿星王张氏的豪言壮语。

第六名：佰达洪·柔孜。尽管老人的眼睛已看不见了，但他仍能做一些简单的农活，如剥玉米等。“想到北京看看！”是佰达洪·柔孜老人最大的心愿。

第七名：多来提·麦麦提敏。眼疾手快，能穿针引线。116 岁维吾尔族老人多来提·麦麦提敏的儿子总结其长寿原因：一是体质好，没有得过重病；二是爱劳动，劈柴、种地、放羊，什么活儿都干；三是洛普的空气好，土壤没有污染，吃的食物营养很丰富。

第八名：亚库普·卡斯木。老人身体健壮，能轻轻松松走 7 里地，平日里还喜欢养花、种葡萄。

第九名：田龙玉。老人家不仅常爬石阶，还常常到凤凰街上去赶集，买东西时还要和小贩们讲讲价钱呢。

第十名：打兰弯。老阿婆不仅抽了 100 多年旱烟，也喜欢喝自家酿的米酒。

3. 中医学综合了哪些健康长寿经验

我国的传统医学是一座取之不尽、用之不竭的宝藏，自古中医就长寿，如药王孙思邈等中医名家。综合中医长寿的经验，主要有以下几个方面。

（1）重视预防：若不注重预防，长寿是不可能的，《内经》所谓“不治已病治未病”就是强调预防的重要性。

（2）有病早治：被尊为医圣的张仲景主张早识病、早治病。《甲乙经·序》中记载：“仲景见侍中王仲宣，时年二十余，谓曰‘君有病，四十当眉落，眉落半年死。令服五石汤可免’。仲宣不懂医学又不听忠告，终于四十而夭折。”

（3）养生之道：许多中医享有长寿的关键在于养生。《冷庐医话》称名医长寿为“医范”，强调“医人每享高龄……既精医学必有探性命之旨，审颐养生之宜，而克葆天年也”。其养生之道有四。

①起居有常，动静适宜。如《管子·形势篇》说："起居时、饮食节、寒暑适，则身利而寿命益。"孙思邈提出"养生之道，常于小劳""体欲常劳、劳勿过极""人欲劳于形，百病不能成"。华佗亦指出："人体欲得劳动，但不当使极百。"劳动、运动是长寿之道。

②饮食有节，戒除偏嗜。《管子》说："……饮食有节……则身利而寿命益……饮食不节……则形累而寿命损。"说明饮食要有节制，要定时定量。《素问·脏气法时论》说："五谷为养，五果为助，五畜为益，五菜为充，气味合而服之，以补精益气。"说明食物应多样化，应互相搭配。

③减思虑，蠲喜怒。《上古天真论》说："内无思想之患，以恰愉为务。"著名医学家李东恒说："凡怒念、悲思、恐惧，皆损元气。"《医钞类编》说："若日逐攘忧烦，神不守舍，则易于衰老。"说明不能过分喜怒悲哀，不能过分忧愁思虑。

④慎房事。《内经》指出"若入房过度则伤肾"，放纵情欲，耗精过度，就会"半百而衰也"。《千金方》上更说："恣其情欲，则命同朝露也。"

4. 孔子有哪些养生长寿经验

孔子活了 72 岁，这在当时"人生七十古来稀"的时代，是少有的老寿星了。据史书记载，孔子之所以能健康长寿，是和他注重养生分不开的。

（1）爱好运动，注重锻炼：孔子爱好运动，喜欢驾车、射箭、打猎、钓鱼、登山、游泳等各种活动。《论语·述而》中说孔子"手钓而不纲，弋不射宿"。《论语·先进》上记载了一段有趣的对话，孔子问弟子们将来的志向，有的想做官，有的想当司仪，只有曾皙想当个学者或隐士，以便和朋友们及儿童在大自然中嬉戏，在沂水中游泳，在田野上唱歌跳舞，过悠闲的生活。孔子独对他表示赞同。

（2）胸怀坦荡，豁达乐观：孔子很重视心理健康，他教育弟子们“君子坦荡荡，小人长戚戚”，他要求学生“在邦无怨，在家无怨”。

（3）与世无争，其乐无穷：对待悲痛的事，他主张要控制感情，要节哀，要求“哀而不伤”，以不伤身体为宜。良好的心理素质是孔子长寿的一个重要原因。

（4）食无求饱，居无求安：孔子主张“食无求饱”，就是饭不可吃得过饱。即使有山珍海味，也不能暴食，有美酒也不能暴饮，要适可而止，以免伤身。这同中医“限食长寿”的主张是一致的。

孔子很注意饮食卫生。《论语·乡党》篇中记载了他的诸多不吃：“鱼馁而肉败，不食。色恶，不食。臭恶，不食。失饪，不食。不时，不食。割不正，不食。不得其酱，不食……沽酒市脯，不食。”

（5）兴趣广泛，生活充实：孔子对唱歌和弹琴也情有独钟，并且样样精通。当他欣赏《关雎》《韶》等乐曲时，常被那优雅的曲调所陶醉。他说：“智者乐水，仁者乐山。智者动，仁者静。智者乐，仁者寿。”

孔子主张劳逸结合，有张有弛。他说：“张而不弛，文武弗能也。弛而不张，文武不为也。一张一弛，文武之道也。”

5. 老子有哪些养生长寿经验

老子是春秋战国时期的道家学派创始人，其著作《道德经》

和《养生长寿丹诀》是道家学术精华的总结，历来被视为出世、养生、修德、保健的经典著作，值得今人借鉴。

（1）“修道养德”的人生观：修道养德是老子养生长寿的灵魂。有道必有德，长寿必有道，养生先养德是老子养生理论的核心内容。老子的养生，实为保养身体达到延年益寿之目的。如《道德经》中“我有三宝持而宝之：一曰慈，二曰俭，三曰不敢为天下先”就是养德与养身的高度统一。

（2）“味无味”的营养健身观：《道德经》第十三章中说：“为无为，事无事，味无味。”所谓“味无味”“性空心灭”就是吃任何东西都不要知其味。先灭去饮食之欲是什么意思呢？就是说如果我们吃东西的时候，总是品味滋味，好吃的就多吃，不好吃的少吃或不吃，长此以往，就会养成偏食的习惯，导致人体营养缺乏。如何防止偏食的发生？老子告诉我们“味无味”“性空心灭”，吃任何东西都不要总去品尝滋味。要知道人类进食的生物意义就是为身体提供新陈代谢的营养物质，而不是去满足“口舌之欲”。

（3）“以静掣动”的养生观：《道德经》中有“万物负阴而抱阳，冲气以为合”，意思是万事万物都是由阴阳物质结合而成的。老子认为人的运动越虚静，精气神就越充足，可调和阴阳平衡，有益健康。

（4）“还本归原”的包容观：老子的丹药诗“为见生前体自然”和《道德经》第十章中所说的“专气致柔，能婴儿乎？”就是说在专门调动精气的过程中，要像婴儿出生之前，在母腹中不受外来的干扰，保持自然，肌嫩眼明，充满生命力，才能达到“为见生前体自然”的状态。

6. 庄子有哪些养生长寿经验

庄子，本名庄周，是战国时期杰出的哲学家，84 岁寿终，可以说是古代的老寿星。庄子主张“无为”，顺其自然，同时强调任何事物都是相对的，他的长寿和养生经验与他的哲学观念是密切相关的。庄子主张一切顺其自然。他的人生态度，可以用 8 个字概括，即少私、清静、寡欲、乐观。

（1）少私：庄子认为私心是百病之根。一个人只有心底无私，才能胸怀大志，不计较个人的功名利禄，才会知足常乐，坦荡乐观。陶铸先生所言“心底无私天地宽”也是这个道理。

（2）清静：庄子认为“忘我、无欲”是保持平静心态的基础，也是身心健康的前提。只有做到气定神闲，无欲无求，养护好精神，才能保持身体健康无疾病。现代医学研究认为，如果一个人终日内心惶惶就会引起内分泌失调，造成免疫力下降，必然会百病丛生。

（3）寡欲：庄子强调“人欲不可饱，亦不可纵”，纵欲必招祸染病。少性欲不会损精伤神，节食欲不会劳气伤身，寡得欲不会积虑伤心。

（4）乐观：庄子认为，人生在世要乐观豁达。他曾形象地比喻说，水泽里的野鹤，十步一啄，百步一饮，逍遥自得，情绪乐观，因之得以保生；而笼中的鸟儿，郁郁寡欢，意志消沉，羽毛憔悴，低头不鸣，因之难以全生。

庄子对人生态度的 8 个字，高度概括了他的养生思想。

7. 百岁老人宋美龄有哪些长寿经验

宋美龄不仅是中国近代史上的一名传奇人物，也是一名百岁老人。她一生度过了106个春秋，跨越了19、20和21三个世纪（1897—2003年），像她这样一个因参政而劳心的传奇人物，为什么能如此长寿？概括起来，主要有以下几点。

（1）注意饮食质量：宋美龄在“食”上很讲究，很注意饮食质量，均衡搭配，少食多餐，保持体重。据说她每天必须就5次餐，每一次进餐只吃五分饱，即使再喜欢吃的食物，也绝不贪食。她主张多食蔬菜，每顿饭两荤三素，菜谱中对肉类和蛋类的比例控制得十分严格，熟菜和生菜也尽量做到搭配合理，她尤其喜欢菠菜和西芹，每餐离不开青菜沙拉，每天食用燕麦粥，每天离不开水果，特别喜欢苹果、猕猴桃和西瓜。

（2）重视未病先医：身体稍有不适，立即去看医生。她认为，这样疾病就容易在早期得到检查，早期发现，早期治疗。

（3）坚持灌肠排毒：排毒解毒是养生的重要方法，灌肠是排毒最有效的手段，这是被医家所公认的。宋美龄并不便秘，但她每天都坚持睡前灌肠，用温清水灌肠，保持直肠、乙状结肠、降结肠等部位的清洁。

（4）保持良好心态：宋美龄的长寿原因中，最重要的一点，就是她的平和心态。一位美国营养学专家评论：“她的长寿在于她善于寓保健于生活，寓心态平和于生活。权力于宋美龄，如露水于玫瑰；当权力来到，她会精神抖擞，睿智机灵，魅力四射；当失去权力，她并没有因失意干枯而死，而是处之泰然。”晚年的宋美龄，无欲、清心、达观、淡泊名利、心存喜乐，不认老，凡事看得开，这才是她长寿的真正秘诀。

8. 百岁老人周有光有哪些长寿经验

周有光是我国著名语言学家、文字学家、经济学家，通晓汉、英、法、日4种语言。早年专攻经济，近50岁时转行，参与设计汉语拼音方案，被誉为“汉语拼音之父”。

周有光已经105岁了，除了稍微有些耳聋之外，其他方面都“平安无事”，而且思维清晰，充满活力。何以如此?

周有光在一次采访中曾笑谈他的长寿之道：“有一次，我去医院做检查，填一个表，我写了97岁，医生给我改成了79岁。又有一次，一个医生问我长寿之道，我说你是医生怎么问我啊。很多人都问过我这个问题。以前我没有考虑过，但是后来思考了一些有道理的方面，我的生活有规律，不乱吃东西。以前我在上海有一个顾问医生，他告诉我大多数人不是饿死的而是吃死的，乱吃东西不利于健康。还有一个有趣的事情，我有很多年的失眠症，不容易睡着。后来我被下放到农村，我的失眠症却治好了，一直到现在都不再失眠。所以，遇到不顺利的事情，不要失望。‘卒然临之而不惊，无故加之而不怒’，这是古人的至理名言，很有道理。”